Spiritual Culture
青心文化

在阅读中疗愈·在疗愈中成长

READING&HEALING&GROWING

全新修订本

新·零极限

透过未完成的清理,
再度脱胎换骨的秘密

At Zero:
The Final Secrets to "Zero Limits" the Quest for
Miracles Through Ho`oponopono

〔美〕乔·维泰利
(Joe Vitale) 著

彭展 译

中国青年出版社

我将自己的平静赐予你，
我将自己的平静放在你的身边，
不是这个世界的平静，
仅只是我的平静，
大我的平静。

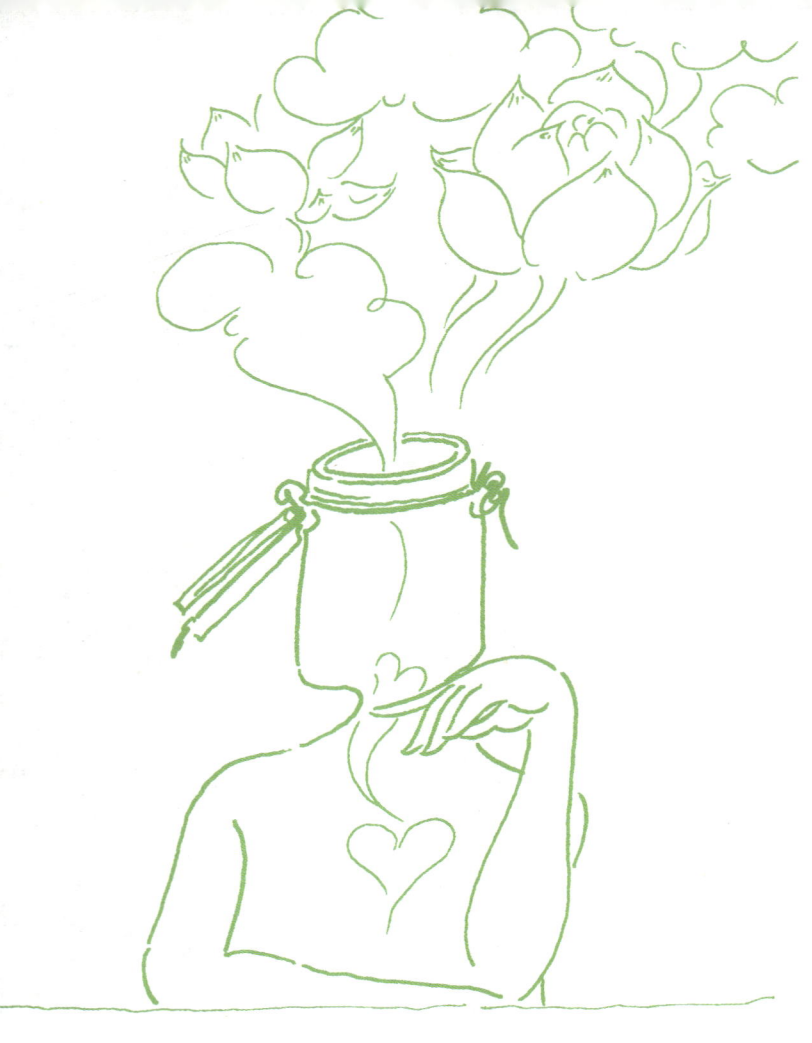

你清理得越多，

你删除的数据越多，

你就会越靠近神性，

或者说更靠近零的状态。

如果你的潜意识里头装了太多的信息，
它若是感觉不堪重负的话，
它就会想办法离开你。

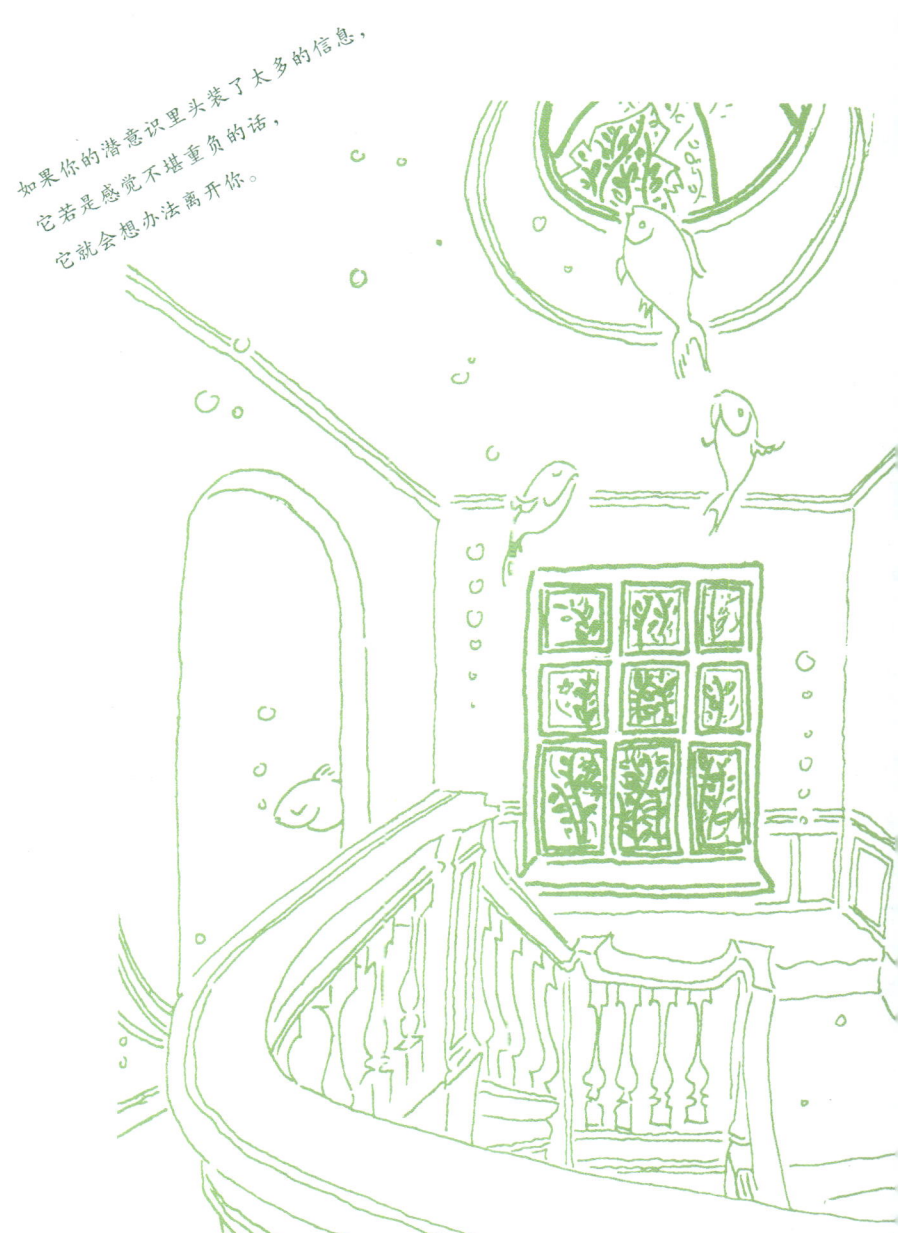

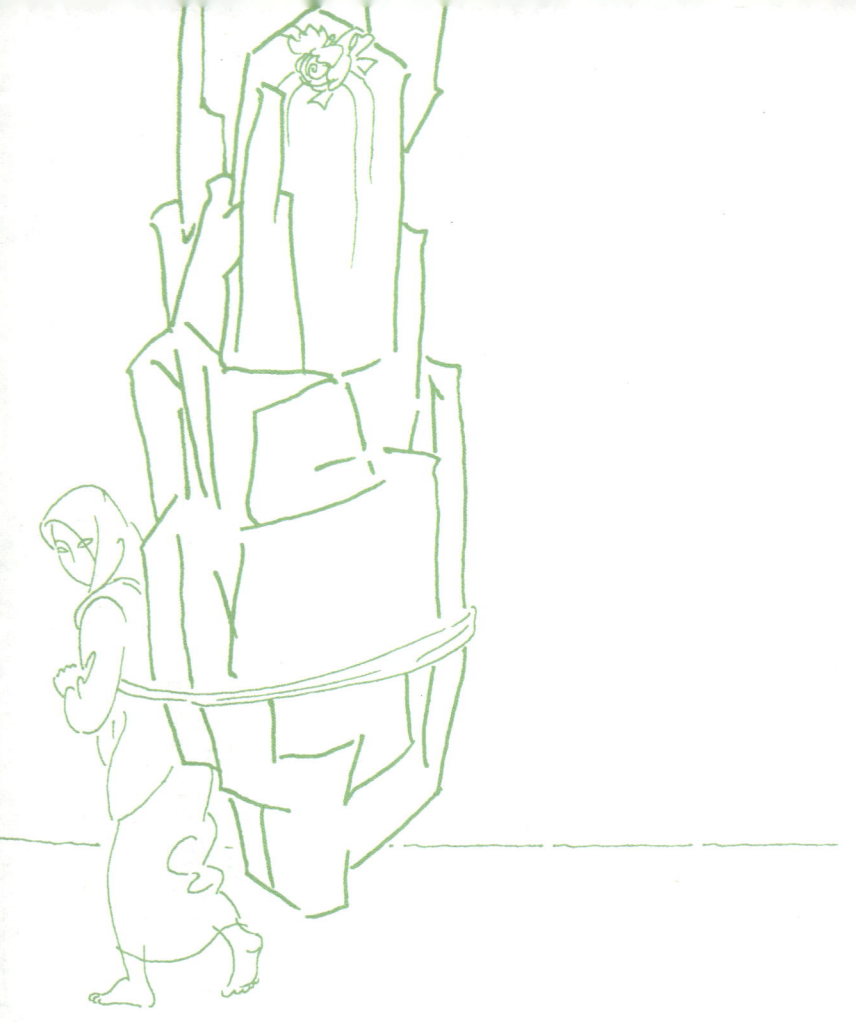

有时候看上去仿佛很明显——有人在受苦，帮助他们吧。

但我们却看不见更大的画面。

他们的苦难或许意味着他们将接收到巨大的人生礼物，这是我们所看不见，也无法预知的。

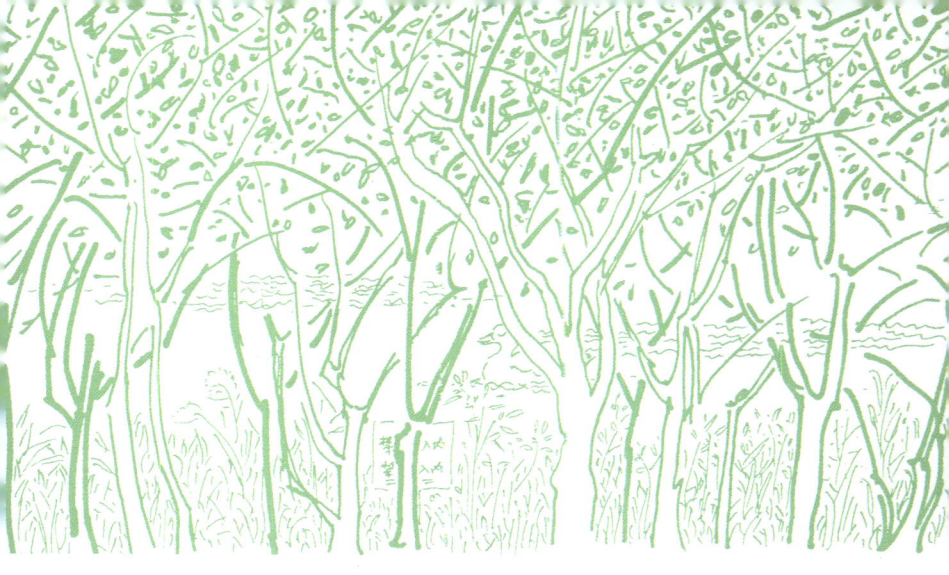

你做清理是为了活在当下，
奇迹就在当下，
力量也在当下。
真正的奖品就在当下。

你可以锻炼你的身体，
也可以锻炼你的心灵。

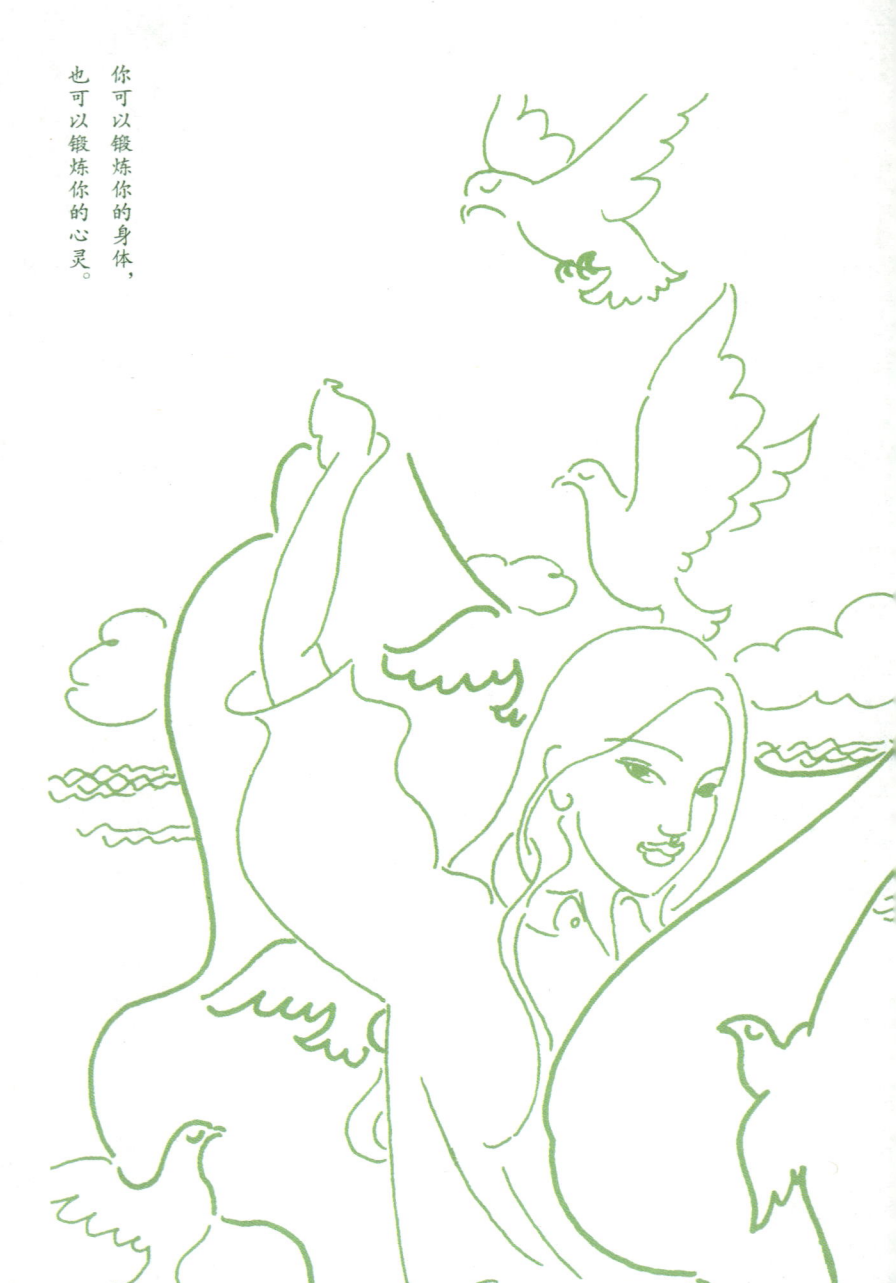

你是自由的，
你可以选择戴着魔法护身符或者神器铠甲上战场，
你也可以选择裸奔。
你可以将自己的信念放在奇迹上，
也可以放在现实上。
两种选择其实都反映出你的信念，
两者从本质而言，
都是实相。

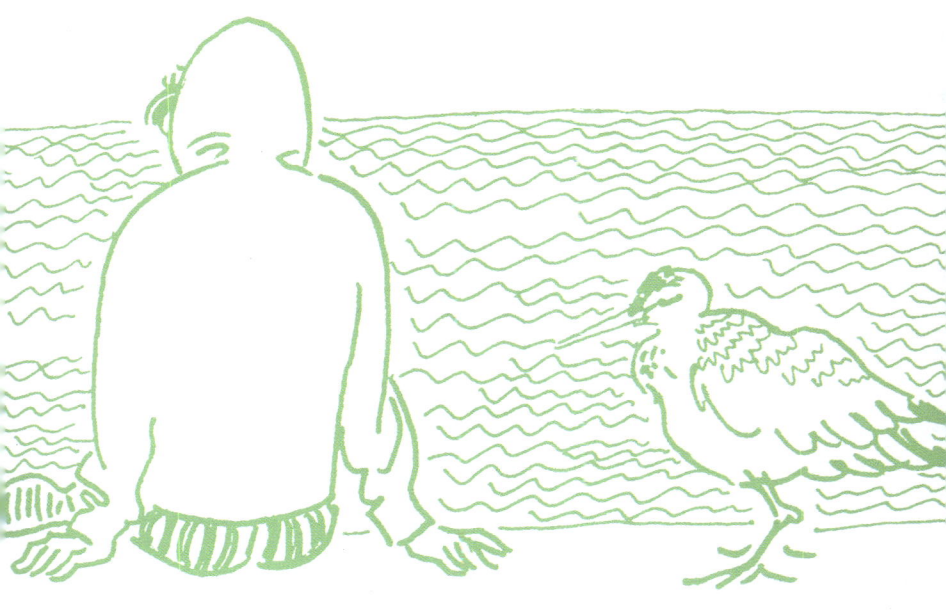

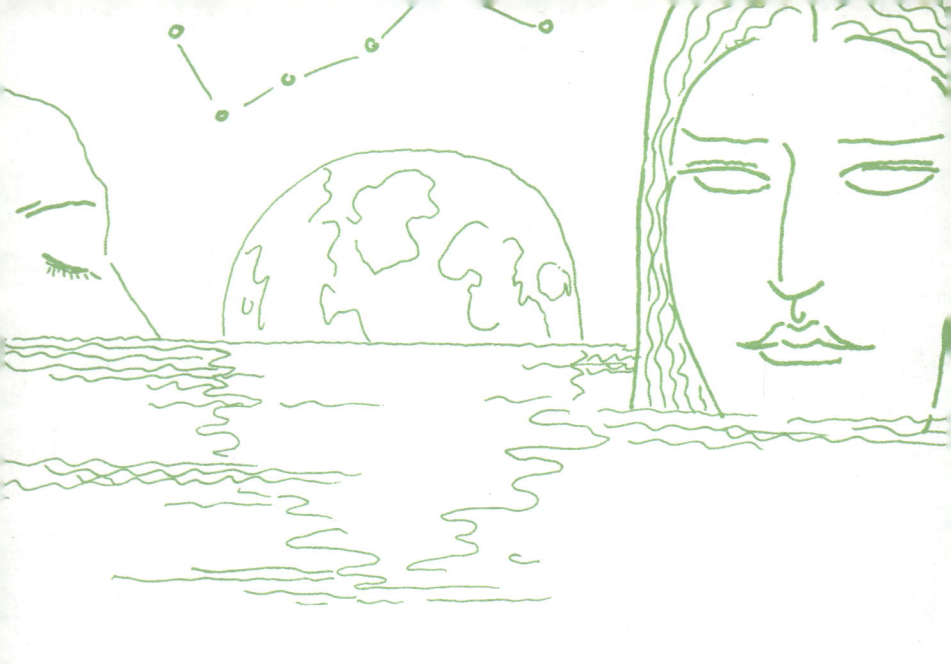

灵感照亮了我的心海。

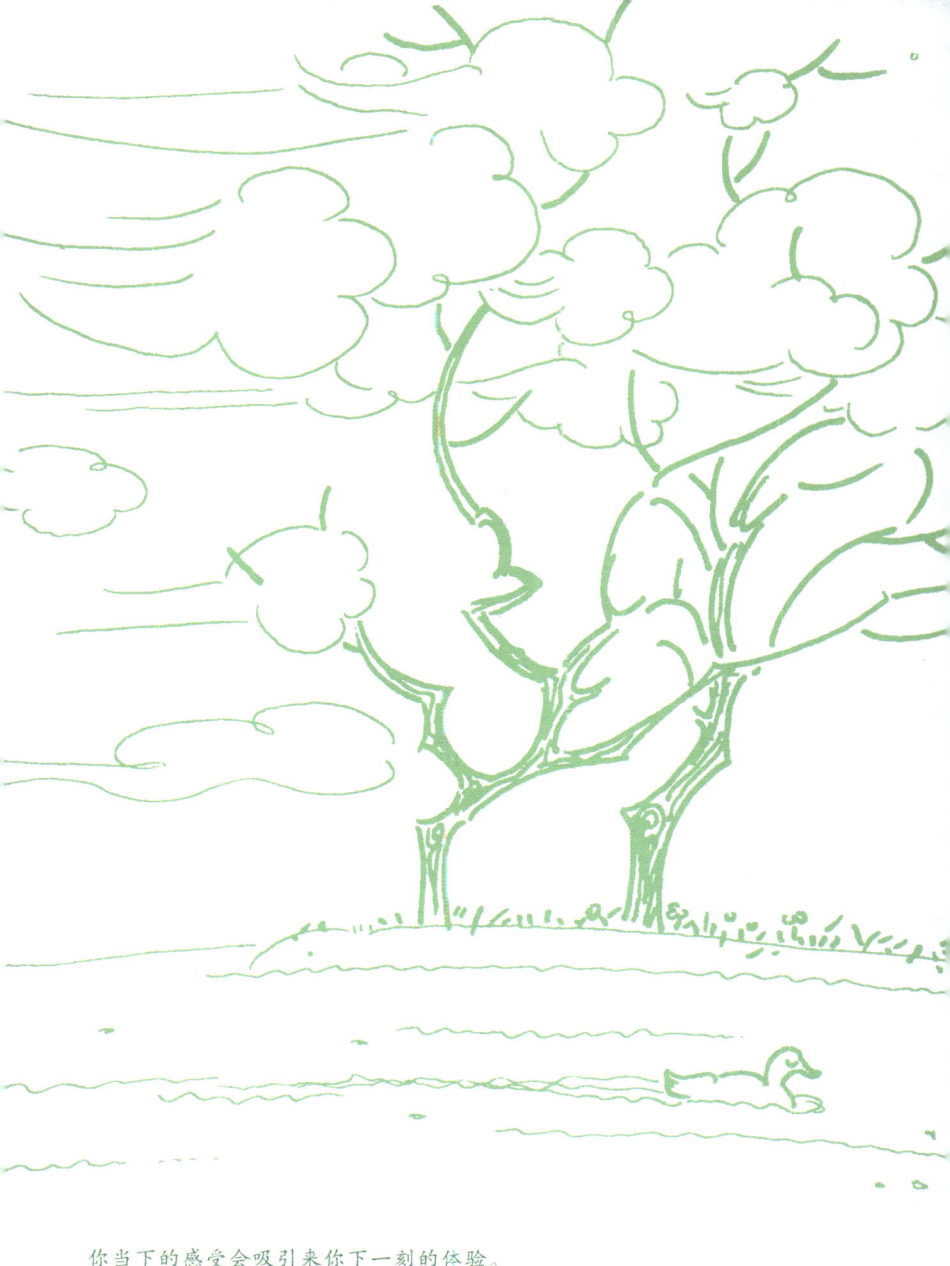

你当下的感受会吸引来你下一刻的体验。

与其说生命是个许愿盒，还不如说是个礼物盒。

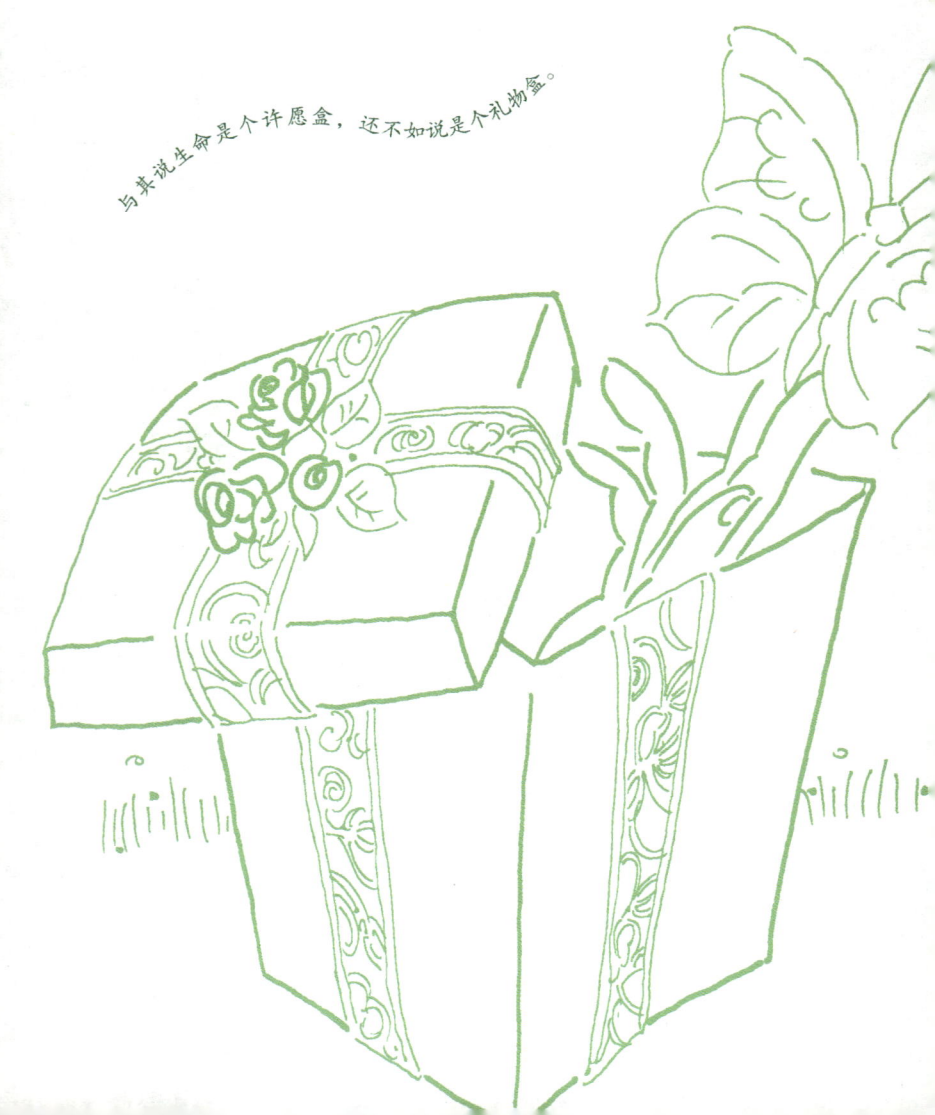

是我"我"，是万相，是一切。

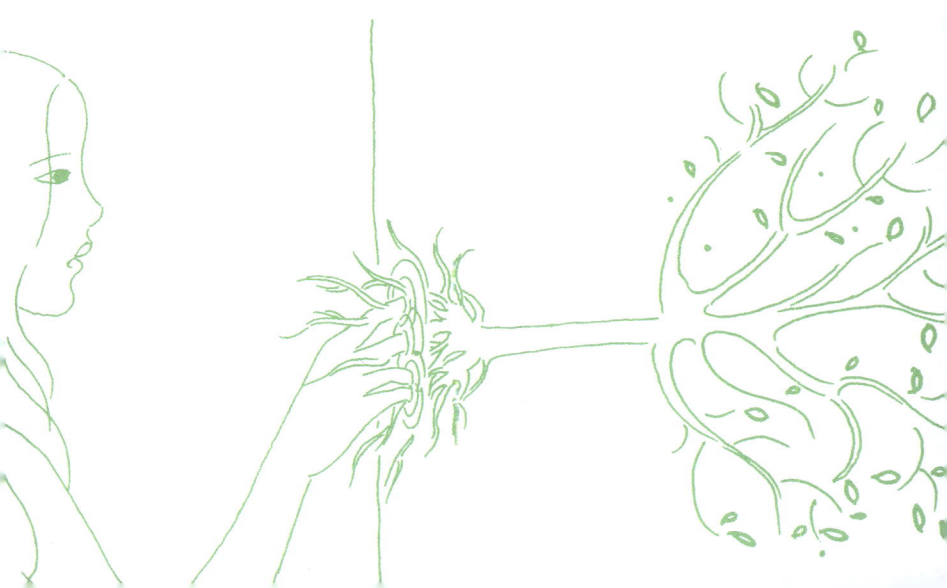

任何你相信的东西，
就是你的清理工具。

所有你需要做的，
不过是对着镜子，
爱上你自己
　　——无论世界上其他人对你说什么。

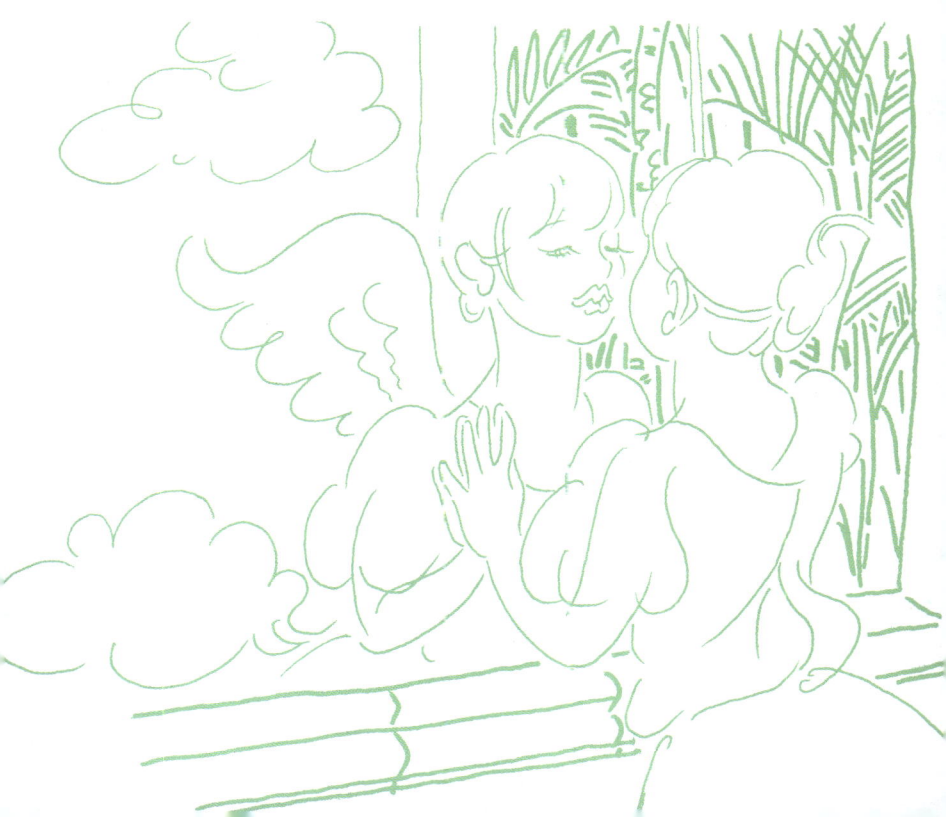

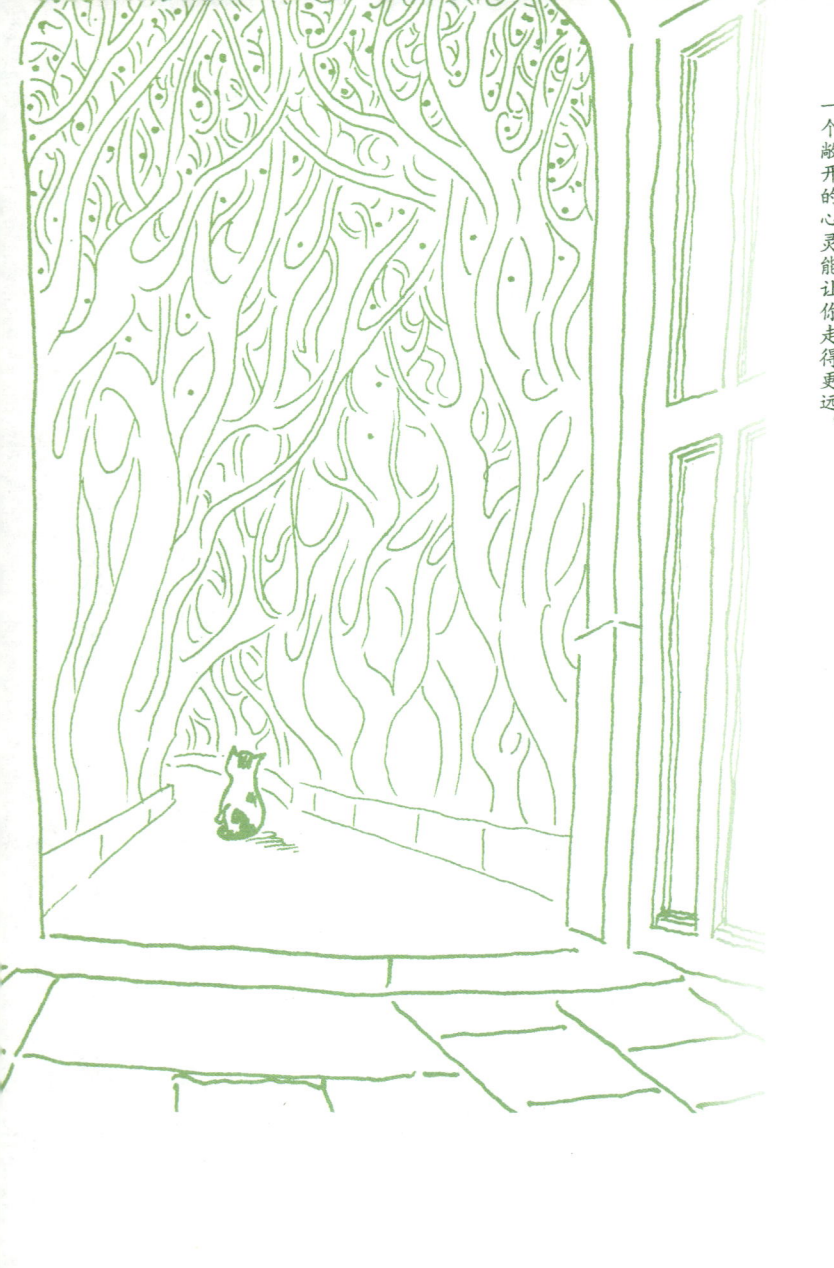

与一个封闭的心灵相比，
一个敞开的心灵能让你走得更远。

本自具足，无需外求。

目　录

作者的祈祷

噢，无限的神圣心灵，

通过我挚爱的较高自我，

清理我身心内外所有的负面能量，

让我成为天心临于人世的完美器具。

前 言

我与莫娜·西蒙那相处的日子

戴姆·D.C. 科多瓦女爵

美国 DSF 企业家商学院执行长

当乔·维泰利邀请我分享一下与莫娜·西蒙那——那位了不起的卡胡那·拉帕欧（"以言行做疗愈的牧师"，以及夏威夷民间传奇中的"秘密之传承者"）——的甜蜜往事时，我立刻就感受到那种深沉的平静以及轻盈、明亮之感，那是我在她身边经常感受到的。她真是一个伟大的人，让我联想起自己的外婆阿马利娅。外婆在智利将我养大，对我有着无条件的爱。

当然，你只要待在莫娜身边，无须多时，你就能够感受到她的非同寻常——极为罕见！她仿佛是在沉动——她身边的一切都会为她而变。无论有人需要什么，她总是提供支持。在她的眼中，你不仅仅是一具肉身。她是真正的疗愈大师。

1984 年，她搬到了我们位于拉·乔拉农场路的大庄园里，那是加州圣地亚哥县拉·乔拉镇上的一片专属区。在那片产业上有 4 间独立大屋，她就住在其中一幢最可爱的农家小别墅里，一住就是 3 个月。

就在她搬到那儿数周之后，每一位来到庄园的访客都会问，我们是不是请了一位新园丁，或者是重新打理了园林绿化——因为每样植物看上去都如此鲜活，如此生动美丽，都散发着高振频。在她身边的大自然都会发生转变——这对于 30 岁出头的我来说是一种非常神秘的体验，因为那个时候我才刚开始学习一些普通的灵性法则，尽管这些法则已经掌控了地球无数年。

有时等我从"你与金钱"的巡回之旅中回来时，她会给我做一些特殊的、高阶的"荷欧波诺波诺"疗愈，以便清理我的能量体。之后，我就会感觉自己像是洗了一个能量澡，那感觉真是非常神圣。她总是鼓励我做这样的清理疗愈，重复说"荷欧波诺波诺"这个神性的咒语，以便将自己的能量维持清澈明晰。

莫娜无疑是特别的。

她的传承源于卡胡那一派，然而她选择将此古老的传承现代化，将古老的"荷欧波诺波诺"疗法（那是夏威夷胡那族的古老教诲）改编成现代版，以便让全人类都能够从伤痛与往事中解脱出来，这些伤痛与往事滞留或潜伏于我们的潜意识层面，却一直影响着我们生命中的每一刻——所以她的方法真的是非常强大。

莫娜的这个要公开夏威夷人世代传承的秘密疗法的决定，并没有让她在某些圈子里面变得有名，相反她还在某些地方遭到了排斥。莫娜是一名爱人类主义者，她支持一切人类，不分种族，皆能获得从无意识行为中解放出来的自由，支持他们清理自己的潜意识。她非常勇敢，目标明确，她一心一意地教导人们如何从自设的局限中挣脱出来，斩断无量劫来累积形成的阿卡索（业力之索），让自己的内在家庭重归和谐：

欧玛库阿：欧（意为浸涯或游泳）

玛库阿：父亲（连在一起意为浸润于圣灵的光辉之中）

尤哈内：母亲（意识心）

尤尼希皮里：小孩（无意识心）

我从她那儿学到了仅仅是重复说"荷欧波诺波诺"这个词都能够清理空间。这个方法总是立刻就能令我清理。

但在这儿我要告诉你的是我与莫娜的第一次相遇。

我亲爱的朋友埃里克·史密斯，是夏威夷大岛上的土著，他向我介绍了莫娜以及她所举办的"荷欧波诺波诺"课程，与她同台的还有斯坦·哈里阿卡拉博士（著名的修·蓝博士），他们的这个课程的举办地点是在洛杉矶，大约是在1983年的某时。我记得应该是9月吧——不仅仅是因为9月是我的出生月，而且还因为9月太美，全球的9月都太美：北半球正是秋季，南半球正是春天。

那是一段非常特别的时光———个永生难忘的周末。

那课堂里坐满了各种各样的有趣人物，还包括好莱坞型的，比如说演员莱斯莉·安·沃伦（曾经在《威尔与格蕾丝》电视秀中扮演威尔老爸的情人），她非常可爱。

这是一个很好玩的组群，我们紧密地团结在了一起，共享那三天的清理，剪断阿卡索之旅，这些阿卡索都是过去我们执着于某人、某处、某事、某物时被创造出来的。这个清理过程要求我们写下长长的清单：人名，包括我们记得的每一个与我们打过交道并且对我们产生过影响的人；我们曾经住过的地方；曾经使用过的交通工具；曾经受伤害的场景以及伤害过别人的场景——包括每一个我们想得起来的丢脸体验、屈辱经历。导师鼓励我们写下所有这些羞辱、指责、内疚等那些埋藏在我们的潜意识中的负面记忆。

所以呢，课程间或有些让人不爽，自然是在情理之中。

特别有趣的是，还要我们写下与之有过性接触的人物名单，正是从这一点上我懂得了保护一个人能量的巨大重要性。与某人发生性行为，让你不仅粘附上了你的性伴侣的能量，而且还粘附上了每一个曾经与他或她有过性接触的人的能量——所以当你跟某个人发生性关系时，你有可能一下子就粘上了数百人的能量！

她跟修·蓝博士真的是非常杰出的导师。他们通过讲述美妙的传奇故事的方式来教学，而这些故事都是发生在他们经年累月以来所帮助过的人们身上。此处可分享的实在太多，但我发现有一个故事极为有趣，就是莫娜非常喜爱的演员汤姆·塞莱克，他是在夏威夷岛拍摄的电视剧《私家侦探玛格侬》中的明星。

莫娜总是给汤姆·塞莱克做清理。一年前，当我在夏威夷碰到他时，我忍不住想："这家伙简直太幸福了，能有一个像莫娜这样的大师天天给他做清理！"当他离开影坛数年之后，看到他跟他的新任太太和小孩安享远比影视圈清静得多的安逸时光时，我又忍不住会想："嗯，是不是'荷欧波诺波诺'的祈祷没有在他身上发生效用？"所以后来看到他借着电视剧《警察世家》重返影坛时，我感觉非常开心。

莫娜跟我们分享说，演员、名人、体育明星、政客，皆是众人关注的焦点，因此也特别容易受到能量层面的危害，因为所有的投射都指向了他们。这些人有可能会积累下数以百万计的阿卡索，因为无数的关注、性投射、正面与负面投射成天都在蜂拥而至——他们的粉丝用思想将这些东西发射过来，影响到了他们的生命力、个人能力，以及保持能量清澈的能力。

哇，这听上去太震撼了！我开始怀疑这是不是为何美丽的性符号，比如说玛丽莲·梦露，她的人生会如此坎坷的原因！

我开始以非常不同的眼光来看待事物了。

自那个周末以后，我的人生彻底改变了。我感觉自己好像是洗了一生的能量浴，自身的能量从此焕然一新，而我的责任就是要让自己的能量保持纯净，不断地使之纯净。我总是随身带着自己的简化版"荷欧波诺波诺"流程。它就在我的纸质备忘年历背后待着，自从20世纪80年代起就一直在那儿了。我还将它扫描备份，放在我的电脑里、iPad里、iPhone里。我们还学会在自己的车里打开"荷欧波诺波诺"教程，以便教导自己车子的潜意识学会自行清理。我忍不住会认为这一招确实管用，因为自从1976年（那年我还没学"荷欧波诺波诺"，我的车发生了一个小事故）以后，我就再也没有发生过任何交通意外了！

从此以后，无论我去哪里，都会一路练习"荷欧波诺波诺"，唯一的一次例外是在印度尼西亚的巴厘岛。我在那儿本来也已经开始了练习，但很快就有很强的直觉告诉我说："不要。"我后来发现自己的这番直觉指引真是不赖。因为巴厘岛有它自己的传统习俗和传统仪式，有着它自己的能量特性。听从我们内在的向导指引总是不会错的。

我最后一次跟莫娜说话是在1989年年中。我那个时候的搭档，罗伯特·T. 清崎（《穷爸爸，富爸爸》系列丛书的作者）正跟我一块儿返回夏威夷大岛，准备举办我们的企业家超级经典商业学堂培训课程，培训地选在当时的科纳海岸度假村（现在它几经易手，已经换了好几届主人了），那是一块毗邻凯奥霍海湾的美丽物业。

于是我给莫娜打电话，告诉她可以飞到大岛上来（我知道她会喜欢的），帮助我们带领全班进行"荷欧波诺波诺"祈祷。

她说："亲爱的，我太累了……状态不如从前了……还是你自己带吧。"

我有点目瞪口呆。因为这位伟大的卡玥那对我说，让我亲自带领一个公众的"荷欧波诺波诺"清理流程，而且面对的是一群成功的企业家。我感觉有点不太确定，感觉"压力山大"。但她再一次向我保证，让我安心，说那一带的海湾、度假村、整个大岛——都已经被植入了"荷欧波诺波诺"的祈祷程序，所以完全不必担心，我完全能够胜任且能成功。

于是我重回平静，感觉自己准备好了，而事实证明，我带领的效果非常棒。这是理所当然啦！当你用"荷欧波诺波诺"在前开道之时，效果怎能不棒！

从那以后，我在我们的课堂上，包括以后的课堂上，都会带领学员进行"荷欧波诺波诺"练习。结昙是相当的成功，引发了大批的后续课程，把我们的行程排得满满的。但自那以后，我再也没有跟莫娜通过电话了。

几年之后，我得知她已于1992年年初过世了。尽管我有点伤感，因为自己再也无法拿起电话跟她聊天，也无法再享受她那伟大的疗愈，无法再就教于她的脚下，但我却总是能够感受到她的临在———直如此。

她是，且永远是我生命的强大动力。我发自内心地认为／感觉她的教诲、修·蓝博士的教诲，以及"荷欧波诺波诺"祈祷拥有强大的正能量，将我的生命和事业推向一个又一个的高潮。

下面附上"大我的平静"之部分祈祷文：

平静与你同在，我所有的平静。
我就是平静，平静即是我存有的状态，
永恒的平静，从当下至永远，绵绵不绝。
我将自己的平静赐予你，我将自己的平静放在你的
身边，
不是这个世界的平静，仅只是我的平静，
大我的平静。

她教导我们，每当进入汽车、飞机、火车，或者其他交通工具时，就用 3 个亿的大我的平静将它包裹起来。对这一招，我坐飞机时记得最牢——所以我睡得很香甜，因为我知道自己是被保护好了的。

我有许多的"荷欧波诺波诺"故事可以聊——多到这本书都装不下了——但请勿担心，因为最近三十年来，我可以诚恳地说，"荷欧波诺波诺"祈祷成了我最为杰出、最为强大的指导（以及保护）的力量。

"荷欧波诺波诺"这个词我总是挂在嘴边。无论是开心还是伤感，我都一如既往地念诵"荷欧波诺波诺"。我知道，保持自己的内在家庭和谐，对于心灵的平静极为重要，因为心灵

层面的清澈明晰是我成功管理全球化的组织所必不可少的，它还帮助我吸引来优秀的生意伙伴（我已经跟他们共事几十年了），吸引来优秀的带课老师、吸引来无数的优秀学员，组建起如今规模不可思议的全球化网络，并让我得到浓浓的爱意，与我深爱的人们建立起来深切的连结。

我的成功与丰盛确实是源于勤奋的工作，以及合理运用商业与意识良策，这些良策也是我们所教导给学生的——但毋庸置疑的是，我双翼之下的清风，正是"荷欧波诺波诺"的清理和疗愈。

祝愿你也和我一样。

下面再引用祈祷文的结尾部分：

愿大我不断地祝福"荷欧波诺波诺"清理疗愈中的一切相关众生。

我们都被释放了，自由已经来临了！

我们现在安详地躺在神圣造物主的怀抱中了。

阿啰哈！

序　言

这一切是如何开始的？

乔·维泰利博士（阿欧·库）

我们可以向神性祈祷，因为他知道我们的个人人生蓝图的全貌，向他祈求疗愈我们所有的思想和记忆，正是这些东西此刻将我们限制住了。

——莫娜·西蒙那

我错了，错得离谱。当我写完《零极限》时，我还信心满满地期待全世界向我投来感激的微笑呢，因为我知道书中的故事太振奋人心了。我知道它简直太神奇了，我知道这个故事必须有人将它说出来。

但是我绝对没有想到，人们会恨这本书——甚至会因此而恨我。

修·蓝博士倒是早预料到了。当我告诉他我们的书已完工时，他说："当它面世时，麻烦就来了。"我不知他这话是啥意思，但他显然比我清理得更多，比我更纯净。他总是处于当下，所以他能够看见未来。后面的故事他已经先知道了。但对我而言，未来的事情尚不可知，眼前一片黑，所以当太阳升起时，阳光太刺眼，照得人生疼。

我是出于两个原因来写这本续集的：一是想要进一步解释《零极限》所传递的信息（也包括自从它出版以后所发生的故事）；二则是想要为大家揭秘更加高阶的正宗的、权威的"荷欧波诺波诺"法门。

我问了一下修·蓝博士关于我的这个想法，请他评论一下。他有点不太愿意开口，因为他己经被"荷欧波诺波诺"界的长辈们"修理"过了，因为这小子居然把他们保守多年的秘密给公开了，所以他是不想再来经历一次那被"修理"之苦了。对他而言，只需要默默地清理就足以拯救世界了。但对我而言，我倒是想玩大点，把"荷欧波诺波诺"的事业做大做强，勇冠所有的"荷欧波诺波诺"教师。我仍然想让全世界都知道这个不可思议的清理疗愈工具。所以我决定独自来写这本续集，这次就不折腾修·蓝博士来合著了。

但在我们深入本书之前，还是让我先来给你大致回顾一下曾经的过往云烟吧，探一探《零极限》之源起。

《零极限》在上市之前就已经火爆了。在我将手稿交到出版社之前，这本书就已经是亚马逊上的畅销书了。这是咋回事呢？著名的网上书店将它列入了预售书目，但在此之前，书中的一段精华摘录已然在网上疯传了至少一年的时间。好几百万人都读过它——于是读者们提前就下了订单，结果《零极限》在出版商接到书稿之前就已然大红大紫了。

下面就是那篇2005年在网上疯传的文章，直接导致数百万人都想要订购此书：

世界上最奇特的治疗师

3年前，我听说有一位来自于夏威夷的治疗师在没有面对面为任何病人进行正式咨询或诊疗的情况下，就治愈了整个院区患有精神疾病的罪犯。这位心理学家只是查看这些罪犯的档案，然后向内看，看自己是怎样造成了那个人的疾病的，然后他就清理并疗愈自己，而当他在清理和疗愈自己时，病人也就开始康复了。

当我第一次读到这个故事时，我觉得它肯定是个都市传奇。怎么可能有人通过疗愈自己而疗愈别人呢？哪怕是最好的自我成长大师也没法治愈患上了精神疾病的罪犯呀？

这东西于情于理都说不通。简直是不合逻辑，所以我把它放在了一边。

然而，一年之后，我又听到了这个故事。我听说这位治疗师是运用了一种名为"荷欧波诺波诺"的夏威夷疗法。我从未听说过这种疗法，但它的名字却总是在我脑海中盘旋。所以万一那个故事是真的呢？我决定一探究竟了。

我一直以来都知道所谓的"完全负责"，也就是说我应该对我的思想与行为负百分之百的责任。但超越那两者的，则非我能力所及了。我想可能绝大部分人们都会以如此方式来理解完全负责吧。我们对于自己的行为负责，但至于别人的行为，我们可负不了责。而这位治愈了那些精神病罪犯的夏威夷治疗师，却要教给我一种全新的、高阶的对于完全负责的做法了。

他的全名叫伊贺列卡拉·修·蓝博士。他和我第一次通电话，大约讲了一个小时，我请他告诉我他进行治疗工作的完整故事。他解释说他在夏威夷州立医院工作了4年，那个收容患有精神病罪犯的病房区是个危险区域，每个月都有心理治疗师辞职，员工也常请病假，或者干脆就不来了。大家经过那个病房区的时候，为了防止被那些疯狂的病人攻击，都会背靠着墙走路。说实话，那里实在不算是一个可以愉快居住、工作或探访的地方。

修·蓝博士说他从未正式看过病人，也不会与他们进行面对面的治疗。他只是同意在那儿有一间办公室，然后他就在里头查看他们的档案。他在看档案的时候会在自己身上下功夫，而当他对自己下功夫时，病人也就开始康复了。

"几个月后，那些戴着手铐脚镣的病人被允许自由走动，"他告诉我说，"而其他本来必须服用高剂量药物的病人，则开始减少药量。然后，那些被认为永远不会有机会获释的人，也被释放了。"

我敬畏地望着他。

"还不只这样，"他继续说道，"医院的员工开始喜欢来上班，翘班或者人员流动率过高的情形也一并消失了。后来，我们的工作人员甚至出现了供过于求的情况，因为一方面病人逐渐被释放，一方面所有员工都愿意来上班了。现如今，那个病房区都被关闭了。"

这时我问出了一个价值百万美元的问题："你在自己内在做了什么，可以让其他人也发生改变？"

"我只是在不断地清理我自己内在将他们创造出来的部分，"他说。

他的话我听不懂啊。

修·蓝博士解释道："对自己的人生负百分之百责任的意思是，你生命中的每一件事物，只因为它们出现在了你的生命中，所以就都是你的责任。从字面上来说，整个世界都是你的创造。"

哇，这样的说法真的很难让人接受。为我自己的言行负责是一回事，为我生命中每一个人的言行负责，又是另外的一回事了。然而，事实是：当你对自己的生命完全负责时，那么所有你看到的、听到的、品尝到的、接触到的，或者以任何方式体验到的就都是你的责任，因为它们出现在了你的生命里。

这个意思是说：恐怖分子、总统、经济——任何你体验到的却不喜欢的人、事、物——都要由你来治疗。或者，不妨这么说：要不是从你的内在投射出来，他们原本是不存在的。因此，问题不在于他们，而在于你。要改变他们，就必须先改变你自己。

我知道这很难理解，更不用说接受或实践它，因为责怪远比负百分之百的责任简单。但在我和修·蓝博士的对话中，我开始了解到，对他以及"荷欧波诺波诺"这个疗法来说，疗愈的良方就是要爱自己。如果你想改善你的人生，就必须疗愈你的生命。如果你想疗愈任何人，即使是对那些患有精神疾病的罪犯，也要由疗愈自己做起。

我问修·蓝博士是如何疗愈自己的。他在查看那些病历时，究竟做了些什么？

"我就是一直说对不起、我爱你，一次又一次。"他解释着。

"就这样？"

"就这样。"

原来，爱自己就是提升自己最好的方法。当你提升了自己，也就同时改善了你的世界。让我给你举个小例子来解释一下那是如何奏效的：有一天，某人发给我一封让我非常不爽的邮件。要是过去，我就会去处理让自己上火的情绪按钮，或是试图找那人评理，为何给我发这么一封恶心的邮件。这一次我决定用用修·蓝博士教的法门。我安静地重复说"对不起"和"我爱你"。我并没有针对某个人说，我只是唤起爱的灵性来清理我的内在，是我这部分需要清理的内在创造出了这个令人不快的外在情境。

一小时内，我收到了同一个人的另外一封邮件。他为他发的前一封邮件而道歉。记住，我并没有采取任何外在的行动来获得这个道歉，我甚至也没给他回邮件。然而，通过重复说"我爱你"，莫名其妙地，我清理了我自己内在那投射（创造）出他来的那一部分。

我后来参加了修·蓝博士主持的工作坊，他现在已经70岁了，看上去就像个祖父级的萨满祭师，而且有一种隐士风范。他称赞我的书《相信就可以做到》写得好。他告诉我说，当我清理、提升我自己时，我的书的振频也会提升，每一个读到那本书的人都会感应到的。简单地说，当我提升了，我的读者们也就跟着提升了。

"那些已经被卖出去的书呢？"

"那些卖出去的书并不在外面，"他解释说，他的睿智再一次地令我折服，"它们仍然在你里面。"

简言之，没有什么所谓的"外在"。

以这种疗法当前的深度，这个超前的高阶技巧值得用一本书来详述。毫不夸张地说，不论你想改善你生命中的什么事情，从财务到人际，只有一个地方需要照料：你的内在。

而当你向内看时，请带着爱意去看。

这篇发表于2005年的文章，让全世界都为《零极限》做好了准备，将它推到了最畅销书的行列——甚至在它出版之前。当然，当这本书于2007年正式面市时，事情就开始搅七搅八了，可谓是麻烦不断。

有些人仅仅只是读了摘要，就开始发表书评了，而全书显然他们还得等两年才能看见。我的老朋友们，都是我几十年前在休斯敦打拼时的老友了，还有我帮助过的人们，包括那些我曾在工作上或者以建议的形式帮助过的人们，居然齐刷刷地掉过头来开始反对我了。他们指责我瞎编乱造，为了赚钱不惜撒谎。他们说修·蓝博士根本就不存在，是我编造出来的，说他那个疗愈了整个精神病院病人的故事只是一个都市谣传。他们指责我为了赚钱出卖了夏威夷的传统疗愈秘技。还有人指责我为了赚钱而卖书，书中毫无疗愈秘密可言。

跟他们吵起来我可真是赢不了。我感觉受伤了。我非常震惊，并且疑惑。我感觉自己像个受害者。我原本还以为"荷欧波诺波诺"能够赐予我力量呢。

是什么原因让这些人得出了这样的结论？毕竟，修·蓝博士跟我可是一块儿待过很长时间的：我们一起开工作坊，一起合影，一起参加广播秀，一起合录音频版的《零极限》。我们在优酷上还有视频录像。我们的这些事都是在一块儿做的。显然他是真的，过去是真的，现在也还是真的。

还有人甚至连书都没读过，他们不可能读到本书，因为它尚未出版呢，但他们就已经开始评论了，说他们恨我，恨这本书。他们冲我破口大骂，并且试图在我发给客户的订阅邮件中将我拉黑。他们设计出一个电脑病毒，并用我的名字为它命名。还有更多……

是的，我和这本书还是有大量的粉丝的。《零极限》刚出版，就高居畅销书榜首，成千上万，甚至上百万人学到了书中描述的简易疗法，并且改变了他们的人生。人们不光把这个方法用于自身，还在学校里教授它，以及在监狱和医院里教授它，取得了奇迹般的成效。本书被译成了多国文字，我应邀到多国去发表演讲。修·蓝博士的工作坊从最初的每次 30 人，涨到了每次 800 人。他成了一名上师，"荷欧波诺波诺"也成了主流。

但一路走来，也不光只是桃子跟奶油，坏事也有一大箩筐呢。我最好的朋友跟我翻脸，他的太太发送了一封非常没有爱的电邮到我协助创建的一个组群里，猛烈抨击我，大肆诽谤我。字字句句令人生疼，而且这些言辞显然并非出自于真心，显然他们并没有操练任何形式的爱与宽恕——"荷欧波诺波诺"或者其他法门。

这一切是如何发生的？

我的一位朋友说成功会带来污蔑／蔑视。我称之为一种信念，修·蓝博士称之为一个程序。然而我不得不承认，当我人生中最重要的一本书写成出版之后，有些事情确实发生了。我可以称之为清理或清净自己的好机会，但事实上故事远非止于此。现在回首看前尘，我相信这些事情其实都是我觉醒道路上的催化剂。

当我在创作《零极限》时，我说过觉醒路上有三个阶段。但事实证明我的这种说法是不完全的——因为觉醒路上其实有四个阶段。第四阶段是超越零极限的，你会进入神性之所在，你会感受到神性经由你而行于此世。我会在这本新书里详尽解释这四步曲。

在我写完《零极限》之后，我自认为对于人生的掌控能力大幅提升了。结果，我接连遭遇不悦/不顺心的事件，让我感觉自己像个受害者。所有这一切都引领我走向臣服之境，我开始理解何为臣服，我开始理解不断地运用"荷欧波诺波诺"进行清理的重要性了。今天，我已领略开悟（启示）的奇迹。

如果你想要知道更多的关于正宗的、权威的"荷欧波诺波诺"，并渴望从《零极限》终结之处重拾征程，那么你现在阅读本书，可谓恰如其分，算是来对了地方。

如果你对于现代版"荷欧波诺波诺"的源起有点好奇，并且疑惑所谓的修·蓝博士这个疯老头，这个怪老师究竟是何方神圣，那么于本书中你将会找到答案。

但是还请系好安全带哦。如果你觉得《零极限》已然是一趟狂野之旅，那么还请你稍等一等，等读完《新·零极限》之后再做结论。这本书会烧着一些毛发的。它会震动，摇晃并且颠覆你的世界。

如果你感觉准备好了，就请翻页吧。

准备迎接奇迹。

爱自己就是提升自己最好的方法。

第一章
大祸临头

如其实并没有所谓的小我。那不过是数据，数据，数据而已。

——修·蓝博士

我把《零极限》的手稿交给了出版商，那是在第二届零极限研讨会上，地点是毛伊岛，时间是 2006 年年末。当时的我感觉可开心了。这本书基本上是自行写就的。我只花了两个星期就完成了，震惊吧？我的其他作品可是要耗时数月，甚至经年累月的，然而这本书仅仅只用了两个星期！不得不说它是一个奇迹。修·蓝博士，作为本书的合著者，粗略地翻了几页，就授权认可了。他说："神性的声音说了，这书不错。"我很开心，也很骄傲。我没有任何理由不开心和骄傲。但我完全没有想到厄运才刚刚开始。

其实就在那次研讨会上，修·蓝博士就告诉了我，等到书出来，"狗屎会满天飞"。我不知他这话是啥意思，但我一点也不为此担心。我感觉自己有灵感的指引，备受呵护，安全无虞。我的精神头饱满，士气高涨，信心满满。我知道我会持续不断地清理，没有狗屎能飞到我头上。

结果我错了。

研讨会的第一天晚上，就在我们准备畅享欢聚晚宴前，我接到一通愤怒的电话，是我所崇拜的一位作家兼灵性导师打来的。我过去曾寄给她一份《零极限》的手稿，得到过她的认可，但显然她没有读过。而今天她读了这本书，立刻就火冒三丈，从中挑出好几个刺，并表达了强烈反对。她批判的这些点里面，有一个是涉及她的，尽管我的书中并没有点名。但是她认出了书中自己的原型，并因此而痛恨我——立即打来电话，向我的放肆行为表达最强烈的抗议。

我真的不是有心要伤人。书中那一节是关于即使成功人士也会有盲点，也会吸引来混乱的内容。我是以她为例子，可并没有点出她的名字啊！所以当她暴跳如雷时，我感觉非常震惊，因为她经常将自己生命中的挑战实例写进自己的书中，作为教材的案例来引导学生，这些可都不是秘密啊。但人们就是喜欢将自己的不安全感或意义投射到其他东西上面，包括书本上面。她看见了某些她不喜欢的事物，立刻就投射出去，强烈攻击，冲我大光其火，而不是对自己所见之物负起百分之百责任（《零极限》以及"荷欧波诺波诺"的核心观念就是为自己的一切所见负全责）。

因为那个时候我还是她的粉丝（其实现在也是），所以我感觉很受伤。于是我从书中把她的故事删掉了，然而伤痛却恒留。后来，我给她打了电话，解决了这件事情，但整件事件还是令我非常震惊。这件事怎么可能发生呢？如果这就是修·蓝博士预料的那些狗屎事件的前奏，那么现在书尚未出版就搞成这样，等书正式出版之后，岂不是还有更猛烈的狂风暴雨？可惜现在我眼前还是一抹黑，看不见未来。不过非常清楚的是，狗屎已经砸上了电风扇———一旦《零极限》正式出版，狗屎真的就会满天飞了。

如同我在《序言》里提到过的那样，一些人根本没有读过本书（因为那时《零极限》尚未出版），就已经开始攻击《零极限》和它的作者了。他们说我编造谎言，所谓的修·蓝博士和他那神奇的治愈夏威夷精神病院里面身负刑案的精神病人的故事，纯属捏造。有些人谴责说《零极限》不完整，另一些人则谴责说我没有将某场"荷欧波诺波诺"研讨会中的内容分享完全，还把持着秘密待价而沽。他们还指责我说我只是想把自己的其他产品植入书中做广告。还有人说如果修·蓝博士是真的，那他一定是个精神病人。

真是伤脑筋，这件事一提起就让人心烦。好端端的一本书，招谁惹谁了？怎么会有那么多人就像被引爆的炸药库那样反应强烈呢？尤其是本书的创作带着浓浓的爱意，并且完全专注于教导人们爱与宽恕，怎么会招惹那么多人呢？

与此同时，数以千计的人们，在读完本书后，生活发生了巨变。他们打来电话，写来信件，发来电邮，表达由衷的感谢。他们从《零极限》中找到了希望、疗愈和救赎。这让我很开心。但是我后背上插着的那些箭，疼痛依旧。

而且事情不是向着好的方面发展，反而越来越糟了。

我有一位非常要好的朋友，那是一位我曾经辅导过、帮助过、资助过、建议过、激励过的人，他的财务状况曾经一塌糊涂，入不敷出。他也几乎没有网络方面的生意技能，但是我喜欢他，喜欢他的创造力，喜欢他的幽默感。我愿意帮助他，感觉与他共事会很有前途。

我付出了一切，分文不取，来帮助他自食其力，站稳脚跟。我帮助他开创了一项网络生意，建立起一个电邮群。我从产品以及市场营销方面给予他协助。当他在一些特别事务中协助我时，我会付给他工钱，哪怕贴钱做那些事情。他非常感恩，也向我表达了他的感恩，经常在道别时亲吻我的脸，说："我爱你，乔。"

莫名其妙地踩到大地雷

2009 年，我正准备飞往俄罗斯，去参加一系列的签约演讲，我邀请他与我同往。他可以得到免费的头等舱旅行，我则可以有个伴儿。他还答应我在台上帮忙，因为一个人演讲好几天是一件让人筋疲力尽的活儿，这是典型的双赢啊。尽管我俩都对俄罗斯有点恐惧（因为在我们成长的那个年代，天天都能听见关于苏联核威胁的宣传——呵呵，又开始说数据了），我们还是打好了包裹，深吸一口气，踏上征程，飞向了星球的另一端。

俄罗斯之行还真不容易，真不轻松。行程排得满满的，可谓残酷的行程安排，几近于折磨人了。

我们的飞机刚一着陆，我就被直接带到莫斯科去做了一场电视秀，我甚至连洗澡和刮胡子的时间都没有。对此我目瞪口呆，简直不知该说什么好了。但因为事先已经签了约，所以无论邀请方让我做什么我都得做，于是我就那样去了电视秀。当天晚上，我又在一家书店里面签了好几个小时的书。接下来两个星期的行程那叫排得一个满呀，可谓是毫无间断，残酷无情。尽管我的朋友到俄罗斯原本是要去支持我的，但实际上他却经常待在旅馆房间里面睡觉，而我则四处奔波不断地演讲，做展示，接受采访，签书，等等。不过这也不会让我感到烦恼，毕竟，他能得到一些休息嘛，我也挺为他感到宽慰的。他值得拥有。

甚至连从俄罗斯离境也演变成了一场地狱大逃亡。

我们发现自己的护照在旅程结束之前就要过期了。有人在申请签证时搞了乌龙，所以我们的旅行文件根本就不完整。我感觉我俩像是陷入了世界大战的影片当中，无论从哪个角度来看都不真实。美国领事馆对我朋友说："无论你做什么，花多大代价，总之半夜之前请务必离开俄罗斯。"

哦，那一切太惨了。我们被载到穷乡僻壤的小路上，穿过俄罗斯的层层军事哨卡，不停地出示护照，最终被扔在了芬兰的森林里——就在半夜前一点点，还差几分钟护照就过期了。我们接下来还得前往赫尔辛基，找一个新的航班飞回美国（这可花了我大价钱了），亲爱的上帝呀，这可真是不容易呀。

但这还不是最糟的。

我们刚刚安全地回到美国，我朋友就出现了某种融炉反应（核反应堆爆炸）。我们刚到家的 72 小时内，他就给我发来一封电邮，里面有一张令人大跌眼镜的、貌似完全虚拟的账单，时间一直追溯到前两年。每一项他曾经的友情赠送，或者是他觉得有欠于我，所以免费报答的服务，统统都列到这一账单上来了。他说我欠他钱，欠他很多很多钱。我简直都不敢相信这一切是真的。

尽管我们从未协议过这趟俄罗斯之行我应该付给他任何报酬，但我在俄罗斯时告诉过他，我会给他一些报酬的。我在海外的工作从未收到过全额付款，而且为了在最后一分钟我俩能成功地飞回美国，我付出了 1 万美元的代价。但是毕竟，他在俄罗斯对我的协助，使得我能够从那么艰难的情形中谋得一条生路，所以我是准备好了要给他一个惊喜的，我准备把他钟意的一款汽车过户给他。但他现在回国不到三天就冲我大光其火，让我不得不暂停了转让行动。我真是无比震惊，吓坏了，连骨髓都感到了震撼。我完全无法理解他的行为。

我试着与他面谈。我给他打电话，我给他的语音信箱留言。我想如果我们俩坐下来好好谈谈，或许可以找出到底是哪里出了问题。我一度也提出埋单，好让我俩的关系恢复和平。但他怒气冲冲地发来邮件说："算了吧。"然后他继续四处泄愤，在网上发文章诋毁我。他私下里写信给我的熟人，甚至我的员工，试图把他们也发动起来跟他一块儿敌视我。他的行为是邪恶的、恶毒的、暗中捅刀的、阴暗卑劣的，一心想要诋毁我的名誉。

这件事情给我带来的伤害非语言所能形容。就好像是你一觉醒来，发现自己的伴侣或者最好的朋友死了，或者抛弃你了。我完全沉浸在悲痛之中，心碎欲绝。怎么可能，我最好的朋友居然会如此邪恶且冷漠地对我，我完全搞不懂了。难道这一切都是为了钱？难道他抛弃了友情，抛弃了生意伙伴，抛弃了心灵的契约，就为了金钱，把这一切都扔了？灵性在哪里？我曾经辅导他学过的"荷欧波诺波诺"在哪里？他的心在哪里？

具有讽刺意味的是，我是通过他才对"荷欧波诺波诺"产生兴趣的。是他听到了某个故事，看到了某个小册子，然后把这个信息反馈给了我。他当时也不知道"荷欧波诺波诺"究竟是什么。而我则对这个题目饶有兴致，想要知道更多，所以才展开了搜寻，一路追踪这个故事的源起、故事背后的神秘人物及详情。最终，我在条条线索的牵引下走向了修·蓝博士，与他会面，并最终写出了《零极限》。

我认为我的朋友应该是理解一些原则的，诸如个人责任、爱与宽恕。毕竟，是我出钱资助他去参加的第一次"荷欧波诺波诺"研讨会。然而，当他的情绪按钮被触动时，无论是源于俄罗斯所遭遇的创伤，还是源于其他，他都没有承担应负的责任，转而指责我，并且变本加厉。在"荷欧波诺波诺"当中，有个专门术语来形容这种情况，叫作"报复性伊诺"（*Ino*），意思是心中怀恨，然后故意伤害。这是一种能够想象得到的最严重的对于"荷欧波诺波诺"原则的背叛。

但他就是对我这样做了。

狗屎飞来了。

我清理……清理……再清理。

我从能量层面来看这整件事，看这个戏剧当中我所身临其境的种种纠缠，试着让自己理解我是如何将它吸引过来的。我知道我们的生命是彼此交织在了一起。我们是一场能量之舞。若是一片真空，那么这场舞蹈就根本不可能存在。我的朋友与我共享了某个程序——某种心灵病毒。我尽最大的努力来忆起修·蓝博士的教诲，让自己时刻牢记唯一的脱困良方就是清理，清理，再清理。

我开始为我的朋友感到悲哀。我开始了解他在某种程度上就像是被某个程序俘获了，这个程序掌控了他的思想。我知道他曾经跟家庭成员，以及朋友间有过这样的歇斯底里、崩溃性的争吵，亲眼见过那类事情的发生。但只是没有料到在我俩的关系中也会出现这样的情形，没有预料到这样的狂怒有朝一日也会冲我而来。我真的感觉就像是有个程序操控了他，操纵着他，令他身不由己。我想要帮劝他，我想为他带去某种程度的疗愈。所以我一刻不停地从我内在清理这个程序，希望这样也能顺带着从他的内在将此程序清除。

在正宗的、权威的"荷欧波诺波诺"实相中，问题其实与他无关，问题只和我有关。

没有人需要被责备

如果要说某人有资格称自己为受害者的话，那就是我。如果说任何人有证据证明说我的朋友背叛了我的话，那就是我。我现在都还保留着我们的电邮往来和通信记录，以及他所联系的人们发送给我的邮件，可以证明他公开的，以及私下里的所作所为。若是换个人，可能就会用这些材料来跟他针锋相对了，但是我不会。

正如修·蓝博士经常教导我的那样："没有所谓的外在世界，一切全都发生于你之内。"我必须强迫自己接受是我自己应当负全责，无论我的朋友做了什么，责任全都在我，而不在他。整场闹剧都是由我内在的程序吸引来的，是由我内在的程序显化出来的，所以我必须强迫自己去找寻这些内在的程序，以及我俩内在所共享的程序，并将之清理掉。

　　我的朋友搬走了，其实我一直都有感觉他早就想搬走了。他是故意搞出这一幕噩梦般的场景，以便挣脱我俩之间的商业合作关系吗？我猜他可能有经济方面的困难。他是不是需要一只替罪羊？若是的话，那我显然是最合适的人选，方便又顺手。这件事情不能都怪他，因为责怪与真正的"荷欧波诺波诺"完全不兼容。责怪只是一个例证，显示人们是如何在无意义中强词夺理找意义。至于他这么做的动机究竟为何，我真的不知道，而且这根本就不重要。这里的关键点是修·蓝博士预言成真了，狗屎真的是满天飞了。

　　好了，这场危机是由我和朋友内在共享的程序所引发的，那么我做了些什么来处理这场危机呢？我什么也没做。

　　我既没有请律师，也没有跟任何政府职能部门联系。我若是那样做了的话，就太让"爱和宽恕"失望了，就离真正的"荷欧波诺波诺"原则十万八千里了。尽管我的朋友做出了一些可怕的事情，倾尽全力想要毁掉我的声誉（而且他明明知道自己应当百分之百负责任的原则，他也知道何谓清理，所以这令我感觉更受伤），但我还是没有报复。

　　相反，我一直在做清理——我感受到了自己深切的痛楚，那种被背叛、被不公正对待的痛楚，我将它们全都交托给了神性。我严格地按照修·蓝博士教导我的方法来实践。我承担起了百分之百的责任。我承认这糟糕的情形是我自己的创造。我从没有在公开的场合就此事说过任何负面的话，而我在这里和你分享这一事件，不过是为下面到来的一个更大的功课做铺垫。我将整场闹剧放在心内，然后从心中为它做清理。

我另外还运用了一种高阶的"荷欧波若波诺"清理法，这个方法我会在本书中与你分享。所有的这些方法和努力交织在一起，最终帮助我扭转了对于这位曾经的老友的看法，我成功地释放了自己对他的负面评判背后的能量与张力。整个闹剧消停了。他也不再四处诽谤我了。尘埃落定，生命继续。生意一如往昔，只是我的生活中再也没有他了。我怀念我俩曾经充满爱意的关系，但相较于狂乱而言，我觉得还是自由更可贵。

有趣的是，当我正在写这本书时，他主动跟我联系了，问我是否愿意跟他一起带领"荷欧波诺波诺"的工作坊。这是不是一个信号，说明我的清理工作起到了成效，我俩的关系至此已经恢复了和平？是的。当然，我没有接受他的邀请，没有跟他共同带领工作坊。他已经成了过去，我已经清理了过去，并早已放手。我爱他，原谅他，并祝福他一切顺意。

还是让我们一起向前看吧。

请理解这一点，这场闹剧完全不是我的朋友的错，也完全不是我的错。这场闹剧跟我的朋友与我其实毫无关系，我俩都不该为此而受责备。这场闹剧的真正起因是一个程序。

这是最为核心的一点，必须要高度领悟，完全把握。我为此程序负完全的责任，我已经于自己的内在对此程序变得觉察了。当我清理掉那个程序时，外在的冲突与狂乱也就随之消融了。

这是我们必须学习的第一课，也是我为何会在书中与你分享这个故事的原因。哪怕是对于灵修书籍的作者，或者著名的灵性导师而言，归根结底，无有例外，他们还是得自行实践"荷欧波诺波诺"，以清除程序，清除记忆，清除数据，以此返回纯净之爱的原初状态（含藏万有的空无状态）。正如修·蓝博士经常所说的："我来此世，只为清理。"

生活总是会向你抛来一个又一个的考题，你在本书中会清楚地看到这一点。生活就是这个样子的。如果你想要从生活的牢笼中越狱，自由的钥匙就是勤加实践"荷欧波诺波诺"。当你说那四句话——"我爱你，对不起，请原谅，谢谢你"——时，你就正在删除程序和信念系统，那些东西甚至是你根本没有意识到的（是藏在你的潜意识层面的），于是你的人生旅程会因此而变得容易多了。你清理得越多，你删除的数据越多，你就会越靠近神性，或者说更靠近零的状态。

就这么简单？这个方法一直靠谱？无论何时都靠谱？为什么人生在变得美好之前往往会变得更糟一点？

跟我在一起，让我们进一步深入这场探险之旅……

第二章
你将脱胎换骨

"荷欧"意为做、行动、创造。

"波诺"意为平衡、善良、纠正、完美的秩序。

"荷欧波诺波诺"意为此法能创造出完美的秩序与平衡，从而疗愈某个情境。

——乔·维泰利博士

在学完初阶的"荷欧波诺波诺"清理法门之后，在学会实践那四句话——"我爱你，对不起，请原谅，谢谢你"——之后，人们常常会抱怨说生活中的负面事件反而增多了，增长量居然超越了正面事件的增长。

这是怎么一回事呢？

想象一杯水，放了一段时间了，当你搅动它时，沉渣泛起，其中有一些肯定会浮到水面上来。你必须持续地清理才能把所有的脏东西去除掉。同理，潜伏在你心灵中的程序，它们也藏得很深，都躲在阴暗的角落里，平时尔根本意识不到它们，所以当我们刚开始清理之时，我们会在见到光明之前先见到这些黑暗。但如果我们想要得到清水，就必须把脏东西拿掉。所以，一心清理，照着字面的意思，清理吧。

数据这个词被用于指称那些潜意识中的程序，正是这些潜意识里面的程序阻碍了你，让你听不见自己内在神性的声音。在一次零极限工作坊中，有人问修·蓝博士，请他区分一下小我与神性。修·蓝博士回答道：

首先，没有所谓的小我。你知道吗？没有小我，那只不过是些数据而已。当然数据会自己开口说话，数据会把自己称作小我——但其实根本没有小我。它只不过是些数据的累积罢了。我这样说你能明白吗？有的只是些数据。数据在说话，而且数据通过你来说话，结果你就失去了对于生命的掌控。所以"荷欧波诺波诺"是要让你找到数据，然后清除掉它。你已经是完美的了，而我们的工作只不过是让这些数据统统靠边站，别挡道，这样你才能身处光明之中。

其实只有三种形式的数据需要处理。一种我称之为IZ，意为无限的空无（无限之零），这是一种中立的状态。另一种是神性降临于空无并带给你以启示（神性入零，启示于你），我称之为IZI，这就是灵感。灵感意味着你是处于生命的顺流之中，表明你随顺了生命之流，所以你的生活将会是轻而易举、轻松不费力的。第三种数据我们称之为记忆，而记忆跟轻松不费劲恰好背道而驰，记忆的工作就是对抗生命之流，记忆总是喜欢与轻松不费劲的当下状态持续地战斗。所以你会生病（因为你的生命中再无轻松可言，dis-ease，意指"去—轻松"），你开始远离自己，远离自己的真实根源。

你的心灵只可能是处于上述三种状态中的任一种，它不可能同时处于两种或三种状态之中，或者跑到两三种状态之间的过渡地带去躲藏。你没法既在这儿，又在那儿。

当《零极限》面世之后，它会搅动人们，搅动他们的程序。我曾不止一次地提醒自己，并不是那个人在那里爆粗口，并不是那个人在那里态度粗鲁，这表象的背后是数据在作祟，是程序在作祟，是程序让那些人变成了那个样子，让他们没法不抱怨。

肯定你也有过类似的经验。你说出了一些无心之语，你自己都挺奇怪这些话是从哪儿冒出来的。根据"荷欧波诺波诺"的说法，这些话是从你潜意识中的程序里面冒出来的。你事先甚至根本不知道那些程序的存在，直到合适的情境现前，恰好按下了那个正确的按钮。然后，看看吧，它来了——狗屎满天飞。

参照一下我在前一章里面描述的老友的情形，那哥们儿从俄罗斯回来之后就出现了融炉反应（最危险的内爆式核反应），而真正的问题是："究竟是他在表演，还是那被激活的程序在发威？"我也是从那以后才学到，我们作为人类的一分子，所做的几乎每件事都是受内在程序操控的结果。就我个人而言，我还从未遇见过哪个人是活在觉醒的第四阶段。我在书本上读到过这样的圣人事例，但我显然不在其列。我还在第三阶段趴着呢（臣服阶段）。第四阶段（开悟阶段）不是你想到就能到的，它需要上天的恩宠——而在那之前，我们的大部分行为其实都是受潜意识中的程序推动。

这可不是什么令人惊奇的新发现，神经系统科学已然揭示了我们是多么的无意识。我们的真实能力与控制力远远超乎我们现在的想象，但大部分人对此浑然不知，更别说去开发利用这些能力了。我们走在人生路上，其实就像个机器人一样，被程序操控着，这些程序源于我们的早期教养环境，源于我们承继的过往，所以我们的反应模式早就被设定了，前途也是一目了然。

当有人冲我、冲你或冲任何人发火时，那跟你其实没什么关系，跟我也没什么关系，跟任何人都没什么关系，那只是人们的程序发作罢了。下面这句话很难懂：如果你在某人身上看出了某个特质、缺点或错误，那么你身上肯定也有那个特质、缺点或错误。修·蓝博士著名的口头禅就是："你有没有注意到，每当问题发生时，你都在现场？"

你在现场，因为你正是问题的一部分，或者说得更好听点，你就是那程序的一部分。你内在的程序吸引来另一个人，他跟你有着同样的程序。这就有点像是照镜子，你在镜中见到的其实是你自己；你在生活中见到的一切其实也是你自己。所谓的外在不过是个投影罢了。这就是为何百分之百负责任是如此的重要，因为那只不过是表明你开始承认你所见到的一切，你所体验到的一切，都是你自己的创造（你是自己一切所见所感的创造者）！没有所谓外面的大千世界，根本没有所谓的外在世界，你只可能是在你的心灵之内体验这一切，感知这一切，觉察这一切。外面的世界只是一面镜子而已，它只是一个人人共享的程序而已。当你清理时，你是在清除程序本身，于是你就成了救世主的一部分，你本身就成了解决方案的一部分。

这就是修·蓝博士如何帮助疗愈了整个精神病院的身负刑案的精神病人的秘密所在。他并不是在他们身上下功夫，而是在自己身上下功夫。他只把这些人看成是自己心内某个程序的外在投影。传统的诊疗已经失败了，它们无法治愈这些病人。而修·蓝博士则改变了他们，因为他只是致力于改变他对于这些人的感知，他在自己的知见上下功夫。当他清理了这些投射时（清理了投射之程序根源时），病人就开始康复了。

别让自己成为一栋空房子

你必须了解的是，当你在阅读本书时，看着某个人时，或者体验任何一刻时，你几乎从未有过（当然，几次特殊的经历除外）哪一次，是真正地体验到了对方的本来真相、纯然真相。

2011 年，美国范德比尔特大学的心理学家们研究发现，我们最近所见之景象的记忆会污染我们的视觉感知，由此损害了我们正确理解当下所见之事物的能力，也由此影响了我们对于当下所见事物的正确反应能力。兰道夫·布雷克——这项研究和报告的合著者，也是"心理学界百年经典教授"之一——曾说道："这项研究表明，一旦我们执着于某个视觉事件一段时间，在记忆中打下烙印后，那么这个烙印就会'污损'我们的视觉感知力，也就是说只要我们让这款记忆进入脑海，我们（对于当下事件）的视觉感知力就会受到损害。"

举例来说，几年以前，我妻子的汽车在行驶途中着火了。幸运的是，虽然车速很快，但她注意到了烟雾从车中冒出，所以她赶紧停车，下车打电话求援。几分钟之内，她的车就成了一片火海。因为事发之时她离我们家挺近的，所以她给我打了电话，我也迅速地赶到了她的身旁。我们就在那儿肩并肩地看着她的汽车灰飞烟灭。这件事给我俩的震撼很大，可谓是难以忘怀。

事发后一个星期，我俩又看到且闻到了那种烟味。我记得那是一个早晨的早餐时分，她向窗外一望，看见一片雾霭，这景象对我俩而言就像是着火的烟雾。于是我俩吓坏了，赶紧跑出房间，以为会看到房屋失火的景象，结果却没有。那不过是寻常的晨雾罢了。但我俩的创伤性经历，亲眼目睹她的汽车着火这件事，导致了我俩的大脑发出信号，无烟火之处见烟火。

而且这种情形并不仅仅只限于将某种感知带入当下。是的，如果你刚看完一场恐怖电影，而你脑海中全是电影里的吓人场景，那么会有一段时间，你所看见的每一样东西，都会被染上一层恐怖色彩。你的大脑会自动过滤下一刻进入的信息，因为你当前的记忆中仍然保留着那些恐怖景象。

修·蓝博士教导我说，我们都有潜意识的记忆，这些记忆会影响到我们精神与生理层面的所有福利。他说："如果你的潜意识里头装了太多的信息，它若是感觉不堪重负的话，它就会想办法离开你。你是知道这一点的。它会装上行李，然后对你说拜拜。于是你的一部分不在了——你的房子就空了。那么当你的房子空下来了，会发生什么事情呢？其他的东西就会想办法来占领它（邪魔附体）。所以最好的办法还是让主人一直都待在家里，不要到处乱跑或者甩手走人。所以你必须要确保自己一直都处于零状态，这样的话你的一部分就不会弃你而去了。"

"肿瘤细胞就是一个失去了自我真实身份的细胞，它不知道它自己真正是谁了。因为它不知道自己真正是谁，所以它才会为祸整个有机体。它会大肆摧毁脏器，它会无法无天。就像你一样，各种各样的事情发生，全是因为你不知道你自己真正是谁了。你的真实身份被你的记忆取代了，你不再安住于零状态，记忆浮上心头，将你的真实身份掩盖。所以你现在陷入了地狱般的混乱状态，各种各样的怪问题都跑出来烦你。这就是**魔鬼**。"

潜意识中的记忆还有一个更加微妙，却同样显著的方面。比如说，当你去参加某个派对，看见了某人，你第一眼就喜欢上了他，或者你第一眼就不喜欢他，那经常都是因为你头脑中的某个程序。你其实并没有看清那个人本身，只是看见了你自己投射在那个人身上的程序而已。难怪那么多的人会和那些长得像或不像他们父母的人结婚，因为那些早年的影像形成一道掩护层，覆盖了他们当下之所见。

我跟权贵一向合不来，尤其是喜欢和老板们对着干，我讨厌给老板打工。当我小声嘀咕抱怨老板时，我的工作效率会倍增。他们根本不是什么所谓的"高人一等"，只不过他们的工作地位比我高一些，薪水比我多一些罢了。他们并非比我更高，但我的心理倾向却会把他们看成我的父辈。这其实是跟我的父亲有关，他是一位前海军陆战队队员，而我则下意识地将他的形象投射到所有在我面前扮演权威人物的角色身上。我其实并没有看见我的老板，我并没有看见他这个人，我只是把他看成了某个版本的父亲。当然了，我的意识层面并不知道这些。直到后来我花了很大力气，做了很长时间的清理后，我才把这些程序给删除掉了。

不要以为你自己对这种心灵层面的小把戏具有免疫力。当然，你更容易认为这件事会发生在别人身上，而非自己身上。

但这种认为本身就是一个头脑的小把戏，让你更加顺畅地逃避责任。事实上，你根本看不见当下此刻的真相。

在你那 3 磅重的大脑里面，有着 1000 亿个神经元，每秒钟都有 1100 万条感官体验（印象）火速地飞奔在你大脑的高速公路上，但其中只有 40 条会进入你的觉知当中。40 条！那么剩下的 10999960 条信息都跑哪儿去了？你的大脑自动将它们过滤掉了，将之归档于"与你的生存无关"的信息类。

那你是依据什么原则来过滤的呢？你怎么知道什么是有用的，应该留下，什么是无用的，应该过滤掉呢？记住这一点：你的大脑是根据它既有的记忆来创建关于世界的图像的。换句话说，你的大脑根据你过往经历所形成的记忆，创建出一块所谓的实相模板，以此来告诉你什么是真实的，什么不是真实的。如果当下此刻实际发生的不符合你头脑中用于判定何为有价值，以及何为真实的那块条文模板的话，你，作为一个有意识的存有，将永远没法知道那些事情确实发生了。那些信息就这样从你的眼前溜走，你根本看不见它们。你的头脑会阻止你（保护你免于）看见它们。你的头脑是一个实相的创造机，只是你可能不知道而已——但现在你知道了。

这下就难怪我会经常碰到人们问这样的问题了："为什么有的人相信吸引力法则，而有的人不相信？"很简单，相信的人允许那些支持自己信念系统的信息进入觉知之中，而不相信者，以同样的方式，只允许那些否定或排斥吸引力法则的信息进入自己的觉知，以此支持他们既有的信念系统。

真正的"荷欧波诺波诺"将要为我们揭示的是，我们的记忆阻止了我们体验到当下此刻的纯净真相。尽管你可能不想让110亿比特的信息瞬间让你超负荷，压得你喘不过气来，但你同样不想让灵感也被阻挡在外，只因它不符合你的世界观。

根据许多科学家的实验证明，只有初生婴儿能看见这个世界初始的纯净模样。他们看见的是未经切割的实相本身，因为他们的记忆库中数据较少，对于来到他们眼前的信息的过滤也较少。正如修·蓝博士经常所说的那样："让你的眼睛变得像初生婴儿的眼睛，只有那样你才能真正地看见。"

被告求偿300万美元，我学到什么？

让我与你分享另一个例子吧，尽管写下这个例子对于我来说并不是件愉快的事。

多年以前，我和我太太发现了一套豪宅，并且非常钟意于它。那真是一套宏伟的宅邸，宛若世外桃源，建在小山丘上，占地20英亩，非常切合我们当时之所需。因为它当时的售价实在是太贵了，我们得大额贷款才买得起。我申请了贷款，并且也已获批。我们开始着手最后的产权交割，并计划着要搬进去。我们打算在美丽的新家里庆祝圣诞节，空气中满是兴奋的味道。

但在产权完成交割前三天，银行方面忽然打电话来说他们将在这笔贷款中添加一项附加条款。我的会计与法律顾问告诉我别答应银行，否则贷款合同一签我保准会后悔。这项条款是那时银行界的惯用把戏，好把贷款者拖入经济危机当中。我可不想掉入那个陷阱里，所以我决定放弃购买这套豪宅。我们非常失望，取消了产权交割。

我以为这样事情就结了。

但是我错了。

卖家是两位律师，事实上当时正在闹离婚，但这件事发生后，他们团结一致，联手将我告上了法庭 因为我不买他们的房子了。我简直没法相信这样的事情也可能发生。但因为购房合同中有一条是禁止我撤销合同，所以他们确实有充分理由将我告上法庭。于是我不得不去找律师帮忙，找了 3 个，终于找到一个愿意帮我的，而且也是我中意的。

这场诉讼持续了将近 3 年时间。3 年啊！这 3 年里我不得不出庭作证，而反方律师则会问我各式各样的问题，从我为何终止买房，一直追问到我与离世的前妻之间的关系。显然，在这样的聚会场合，什么事情都可能发生。整个过程极度折磨和摧残人。最让我伤心的是他们这么做完全是出于贪婪或者报复，完全没有一丁点爱心。我的心沉到了谷底，因为我发现原来人真的可能被物欲和仇恨驱使，做出如此残酷的行为。

我知道几个减压方法，也知道一些疗愈程序，而且我都一一试过，但没有一个管用。我只好不停地清理，清理，再清理。我清理了几乎整整 3 年，每日不停。什么也没有发生，或者至少表面看来什么也没有发生。

当修·蓝博士飞到奥斯汀来看我时，那正好是在一场零极限工作坊的前夕，我和他在机场相见，一块儿取行李。当时的情形很有趣，因为我恰好顺景地在行李提取处，跟他谈及了我正在背负的沉重行李。他很专注地听我说着这个故事。

"你的那张名片还在吗？"他问我，他有一次曾经说过我那张名片是个清理工具，就是那张上面有我与名为弗朗辛的帕诺兹跑车的合影的名片。我说名片还在。

"用那张名片来切碎那些起诉你的人的影像，"他解释道，"观想那些人的形象被切割成了小小的碎片，然后消失无踪了。"

他这是教了我一招高阶的"荷欧波诺波诺"清理法。我严格地按照他的指导做了。仍然，表面上仿佛什么都没变。实际上，那两人对我的起诉赔偿金高达 300 万美元。我真是倒吸一口凉气。实际上，他们并没有什么损失，房子依然还在手中，但却向我索赔所谓的潜在房租收益损失。

我把自己的窘境与好友们分享，没有人能解释为何这样的事情居然会发生在我身上。然后我回想起我在自己的书《相信就可以做到》中说过的，一旦你学到了那一境遇背后的功课，你将无须再经验那份境遇了。

"功课是什么？"我问自己，"功课是什么？"

经过数月的潜心向内搜寻，我得出结论，我吸引来这个情境，是让我学到阅读合同的功课。我太过于相信我的房地产经纪人了，他确实应该从合同中删除那些后来引发无尽麻烦的条款，而我自己并没有仔细阅读这份合同，尽管当我在合同上签字时心中曾闪过一丝犹豫，但我忽略了这份内在的警报，结果导致了无尽的痛苦。一旦我学到了这一课——遵循内在的感觉指引，阅读合同——我顿感自由。

然后奇迹就发生了。

那对夫妇提出庭外和解。他们不再向我索赔那 300 万美元了，他们也不想再继续这场官司了。于是整场闹剧迅速且和平地终结了，它就那样子结束了。

尽管法律诉讼经常会扯上好多年，但这一桩官司在我恢复内在清明的那一刻结束了。这对于我来说，是另一个奇迹。

请注意，我不得不持续地清理，直到我学会那一功课，才清理掉了那个程序。而一旦功课学到手，程序清理完，整场闹剧就谢幕了。但你必须对这场闹剧负起百分之百的责任，方能让清理与学习得以进行。

曾经有一位律师告诉过我："人类的头脑中有某种东西不允许他们说自己应当为此负责，哪怕铁证如山，他们还是会抵赖、忽略、无视证据，想方设法地为自己开脱。"

这就是为何"荷欧波诺波诺'当中有"对不起，请原谅"这样的语句，就是要让你警醒，意识到自己的责任，无论你正经验到什么，你都应当对它负全责。非常有趣的是，这两句话恰好是大部分人最难说出口的话。这样的陈述对大部分人而言，简直想都不要想。

再一次地，如果你在生活当中遇到某些困难与挑战，或者遭遇坎坷，急需脱困，那都不是你的错，但却是你的责任。

如果你正在跟生活中的某个顽固问题做斗争，拼命想摆脱它，请了解那个问题其实与你无关，与任何人都无关。那个问题只是个程序而已。那个程序在你之内，就像是个细菌或病毒一样。它的表相是物理的，但真相却是心理的。它就是"荷欧波诺波诺"所谓的记忆。我们不知道它是从何而来，也不需要知道，只是需要将它清除掉。

怎样清除？实践真正的"荷欧波诺波诺"就行。但在我继续解释删除旧程序的新方法之前，请让我们一起挖掘一下历史，回顾一下如今我们所熟知的"荷欧波诺波诺"的历史。

看看这个奇怪的方法究竟是从哪儿冒出来的？

第三章

莫娜是不是疯了？

现代版的"荷欧波诺波诺"的全部要点就是删除你自己内在的数据。

——乔·维泰利博士

莫娜·纳拉玛库·西蒙那是个怪人。修·蓝博士一开初也是这样认为的，他从她的工作坊中逃出来三次。即便他后来又转身回去，但听完她唠叨的那些深奥难懂的关于恶魔、精灵，以及灵性的话题之后，在两年的时间里他还是认为她疯了。但有些东西让他始终跟随在莫娜身边，后来更是让他成了其忠实的门徒，得其亲传的全新现代版的"荷欧波诺波诺"，直到她于1992年离世。

1976年，莫娜将传统的"荷欧波诺波诺"练习法（于组群之内疗愈），改编成了于自身之内疗愈。莫娜被认为是一位卡胡那，意为"秘密之传承者"。但她却没有保守这些秘密，而是公然开班授课，任何人只要交上几美元都可以学到这些秘密。护士们经常请她去清理医院，但不是让她带着簸箕和扫把去。她是去那儿驱散亡灵的，那些家伙半夜起来在门厅里走动，还开动电梯，或者随意地冲厕所。莫娜是去给医院做疗愈，好让可怜的护士们能够保持平静。显然她很擅长这一行，其他医院的护士们也邀请她去清理自家的医院。

尽管莫娜对于传统的"荷欧波诺波诺"很在行（就是那个群体疗愈法门），但她的关注焦点还是在于她自创的、更加看重内在的疗愈法。一方面她依然敬重夏威夷的习俗和信仰，但她知道如果人们好好照料他们的内在世界，他们的外在世界也会相应地发生变化。于是她在传统的夏威夷疗法的基础上创造出了一个现代版本的自助法门。

她常说，只要你剪断阿卡索，或者剪断了对于人和事物的执着，你就自由了。她常把人与人之间那无形的连接，比作电话线网络，另一头连接着阿卡（也就是说你们两人是同一份业力投射出来的两个共舞伙伴）。她认为，当你跟某人、某物，或者某事相处一段时间后，你就会对它形成依恋或执着——那是一种无形的连接，会跟你们俩始终在一起，甚至当你离开了那人、那物、那事时，这份无形的连接还是存在于你身上，同时也存在于那人、那物、那事身上。想象一张蜘蛛网，连接着你和所有你曾经触碰过的事物，你就能够感受到那份混乱。她更进一步说，甚至包括你所购买的古董、你所收到或接受的礼物，上面也有阿卡索。所以你必须小心一点，经常剪断阿卡索，反正她是这样认为的。

我有一次找修·蓝博士在一个篮球上签名，那个他在一场展示会上用过的篮球，而我是想要点他的能量。我还收藏了一些健美明星用过的东西，还有影星史蒂夫·李维斯用过的东西，因为我也想要点他们的能量。但是关于古董，那些家伙都存在了好多个世纪了，我怎么知道它们曾在谁的手里待过呢？所以我必须要有非常清晰的意念——从心里剪断与它们黏附的阿卡索，否则我就有可能让它们的能量大摇大摆地进入自己的家。

莫娜送给世人的清理祈祷文

莫娜认为我们必须剪断所有的阿卡索，方能获得自由，方能自由地接纳神性通过我们运作于世间。当她去医院时，她的X光眼（形象比喻），能够看见四处飘落着的不肯离去的亡灵。她的"荷欧波诺波诺"是用来做业力清理的。一旦她释放了这些亡灵与这个空间的连接，它们就会离去。她用的方法是念诵她心仪的清理祈祷文。她将之比喻为神的祈祷文，但更喜欢用它来清理各式纠结。她将这篇祈祷文作为礼物免费地奉献给全世界。修·蓝博士和我现在都还在用它。全文如下：

圣灵，超意识，请帮我找到我对（在空白处填入你的信念、感觉或想法）的感觉与想法的源头。

将我存有的每一层次，每一层面，每一领域，每一面向都带入这个源头之中。

用神的完美真理分析它，消融它。

请穿越时间及永恒中的世世代代，

疗愈因这个源头而起的每件事及相关种种。

请依据神的旨意来行此事，直到我处于当下，

充满了真理与光明。

充满了神的平静与爱，

直到宽恕我所有的意念和错误认知。

宽恕造成这些感受和想法的每一个人，每一个地方，每一个情境与事件。

莫娜说我们若是想要清理某事、某物的话，需要念诵这段祈祷文四次。她觉得若是你能够背诵这段祈祷文，你将会更容易地把它带入你的意识和觉知当中，不过背不下来也没关系，朗诵的效果也很好。

有一次一位医生问她，他的一个病人去世后，他感觉很难过，是不是这份难过也会被留在这位病人的灵魂中。她回答道："是的。"这话题就有点沉重了。她解释到我们与他人之间是有连接的，而情感会令这份连接加强。如果我们想要释放他们，我们就必须释放自己。而想要释放自己，我们可以实践"荷欧波诺波诺"，念诵上面的祈祷文就好。

根据莫娜的说法，我们都是计算机，体内被植入了大量的程序，并且都不知道这些程序是怎么来的。我们生于一条时

间链条上，但出生之日并非这条时间链之始，它的起点远早于此。她相信轮回转世，但她认为我们每个人都是独一无二的。我们降临此世时，绝非白纸一张，我们携带进入此世的信息量大得惊人，虽然肉眼看不见它们。我们的心灵被数据编了程，而大部分的程序数据都是我们不需要的，结果这些不需要的数据程序阻挡了神性向我们启示的灵感之光。

正如她教导修·蓝博士，修·蓝博士又教导我一样，我们唯一的目标就是清理自己的这些数据程序。即便我们与另外某人有过节、有问题，但那个问题是在我们之内的，与对方无关。对于许多《零极限》的读者来说，这是个大问题。他们要么是将它掩饰起来，敷衍了事，要么就是将它误解。然而现代版的"荷欧波诺波诺"，其全部要点就在于删除你自己内在的数据。

莫娜反复地教导，删除程序的方法就是念诵她的祈祷文。重复念四遍就行。她还说别人无须知道你在念，或者你在帮他念，你只需要知道他的姓名就可以了。

实际上，这也是修·蓝博士每次在我们的零极限工作坊开课之前所做的清理工作。他会找我要一张学员名单，一张学员名单对他来说就足够了。他拿着这张名单，看向每一个名字，然后在心里清除他和这些人之间的阿卡索。

更常见的是，他会拿铅笔头上的橡皮擦，轻轻敲打名字，心中默念"露珠"或"清除"。我怀疑他并没有对着每个名字念上一段莫娜的祈祷文——他可能会拿着名单，为他们集体念诵一遍。

在这里有一个要点，我无论怎样强调都不会过分，就是所有做的这些清理，只为一个目的，就是你的内在的平静。别人无论是谁都不重要，除非他影响到了你内在的福祉（内心的平静）。如果某人触动了你的情绪按钮，清理，清理，再清理。

重点在疗愈自己

莫娜最后一次出现在公众面前时（有视频记录的），有人问她能否在另一个人的心里植入某个思想形态。我觉得这个问题很有趣。自从我有过顿悟（觉醒之惊鸿一瞥）经验以来，我就意识到与神性的交流是个双向通道。你一方面可以清理自己，使你能够接收到神性的灵感，同时你也可以清晰地将自己的请求上达天听。

莫娜回答道："是的，你可以在别人的电脑里植入某个思想形式。"这个答案令我很惊讶，因为修·蓝博士说过："不要干扰别人（不要试图去操控别人的心灵），否则你会跟他们的业力搅成一团，让你尝到无尽的苦果。"然而此处莫娜女士——修·蓝博士的导师——却说你可以影响到别人。

究竟哪一个陈述才是真的？

两者皆是。你可以清晰地观想出某个意图，以此方式向别人发送一个信息，还可以加入情感，令其效力倍增，并想象它真的进入了那人的心中。但我希望你发送的意愿是善念，是疗愈之念，而且我很确定莫娜也是这个意思。

但这里问题就来了。谁知道对于某人而言，什么才是真正的好呢？我并不知道你的人生时间链，你也不知道我的人生时间链。有的时候看上去仿佛很明显——有人在受苦，帮助他们吧。但我们却看不见更大的画面。他们的苦难或许意味着他们将接收到巨大的人生礼物，这是我们所看不见，也无法预知的。

莫娜的关注焦点是疗愈。我很确定她想让那些思想形式都是正面的，带着正向的意愿。她公开承认确实有黑魔法师在操纵黑魔法。她坦承那些黑魔法师曾经对她施过黑魔法，想要伤害她。她知道有些力量是善的，有些则没那么善良。

实际上，早期的夏威夷卡胡那，经常都是些黑魔法师，据说他们能够"将人咒死"。根据朱利叶斯·斯卡蒙·罗德曼所著《夏威夷之卡胡那魔法师》的记载，黑魔法被施行的次数超过了白魔法。恨的累积超过了爱。更多的是巫毒，而非白光。根本看不见以爱和原谅为主旨的现代版的"荷欧波诺波诺"。那儿是一片黑暗的操控艺术的天下。

斯科特·坎宁安，在其著作《夏威夷魔法与灵性之坎宁安导引》中写道，有些卡胡那"放飞恶灵去执行毁灭任务"。

这当中有一部分其实也很好理解。要知道，基督教是在1820年才登陆夏威夷岛的，从那时候起，他们开始对夏威夷

034

人进行转化与现代文明化教育工作，将许多习俗都禁止了，比如说著名的呼啦舞蹈。在那以前，恐惧、迷信、妄想（风声鹤唳、草木皆兵）主宰着当地居民。他们被土地、黑暗以及其他的东西吓坏了。暴风之神、土地之神、大海之神将不会伤害到他们，只要他们乖乖地表现，献上祭品，或者聘请一位魔法师或者巫师作法。他们把任何能够保护他们的人看作是拥有魔法能力者。这些力量常被用来诅咒或杀掉某个潜在的威胁。这就是早期的胡那———一项精神武器。

莫娜被认为是最后的几名存留的、真正的、传统的卡胡那之一，但是她将自己的力量都奉献于善行。区别就在于，纵览莫娜的所有教导，她的教导都是关注疗愈你自己。你自己的福利就足够影响到别人了。她有一次走进一家医院，跟院长坐在一起聊天。她告诉院长说，如果他想要让自己的医院变得更有效率的话，他需要先疗愈他自己。她跟他坐在一起，念诵了祈祷文。她说，那家医院第二天就好多了。

对别人行无言之教（无声无息地改变别人）并非什么新鲜事物。菲尼亚斯·帕克赫斯特·昆比，被学界普遍认为是19世纪中叶新思潮之父，这股思潮后来演变成为了五花八门的新时代疗愈运动，写道：

一个无可争辩的、哲学家亦尚未解释的事实就是，人们会无意识地相互影响，然而彼此还不自知。依据我治疗病人所采用的原则，类似的例子能够得到合理的解释，并且我们能够充分证明，人类对于作用于其身心的影响力量可谓是完全地无知，所以基于他在因地上的无知，对于结果层面自然也是无能为力，导致他完全地被果境支配。

这也能够帮助解释修·蓝博士是怎样将平静的振动频率带入了一家充满着混乱的精神病院，并且凭借着他的临在，假以时日，就疗愈了病人，而被疗愈者却浑然不知。但他们确实放松了，因着他那超越一切理解的平静。他没有说一句话，就疗愈了他们。

想象与实体一样真实，万物皆有灵

莫娜相信想象的世界跟真实的世界一样坚实。她常说你不需要真的用水来作为清理工具，比如说，你完全可以运用想象中的水来清理。现实中的水跟想象中的水，清理效果是一样的。修·蓝博士常说蓝色的太阳水是一个清理工具，你只需要将普通的水装入蓝色瓶中，然后让它们在太阳下晒上一小时就行了，但莫娜教导说你真正需要的不过是想象出蓝色太阳水而已。所有的清理都发生在心灵层面。

我有一次跟一位资深的"荷欧波诺波诺"练习者做过一次清理活动，他给我发来一封电邮，里面的大写字母位置比较独特，信里说："开始冥想时，想象一场大大的彩虹雨，落在你的身上，落在万物上。当这些彩虹雨滴融入之后，它就会发生效用，它会分解掉你对于身体状况的担忧记忆。然后它还会进一步将这些分解掉的碎片完全消融。这个过程持续大约几分钟的时间。最后，你会被赠送一块彩虹曲奇。这块曲奇是为你特别定制的，专门用于减肥。经常吃这块曲奇。想象吃曲奇能减肥。然后冥想结束。减肥成功！"

对于莫娜以及其他长期实践"荷欧波诺波诺"的人而言，想象与现实一样真实。而整个清理过程的焦点，都是在你自己身上，不是在别人身上：只有你才是焦点。

在第一次零极限工作坊中，那一场举行于 2006 年，有两位修·蓝博士的老学员，他们坐在房间后面，看上去像是两尊雕塑。他们一言不发，也不显露出任何的感情波动，若不是因为他们穿着西式服装，估计人们会把他俩看成是上个世纪的僧侣。

当我问他们这是在演哪一出时，其中一人回答道："这是我们的工作。"我的感觉是他俩是来帮助修·蓝博士清理房间能量场的，以便让学员们能够更快地体验到神性的临在。我不相信他俩除了在使劲清理自身以外还做了其他的事情。他们聚焦在自己的福祉上，反而加速了清理我们所有人心中的数据。

记住，唯一的发心是为你自己的福祉。从那个地方，也就是修·蓝博士称之为零状态的地方，你有可能会接收到灵感，指引你如何去帮助别人，但请切记是出发自灵感，而不是出发于小我。

与此同时，清理吧。

莫娜觉得所有的生命都是神圣的。她真的是照字面意思来做的，绝无例外。她将无生命之物也尊奉为有生命之物。她是万物有灵论的忠实信奉者。对她而言，一切万物都是活生生的。她说过，最重要的事情就是尊重所有的生命。

难怪修·蓝博士会谈到桌子、椅子、毯子，还有房子。他会查看它们过得好不好。他将这些都当成是活着的生命。他也是一位万物有灵论者。他寻找一切角落的阿卡索，剪断它们，以允许纯净回归。

以前我总是觉得修·蓝博士有点不正常，因为他会跟房子和椅子聊天，然而随着我自己的吉他藏品越发丰富，我也开始注意到每一把吉他似乎都在对我说话。音乐家们常说吉他中自有音乐（曲目）。当我拿起哈斯和丹顿所造的吉他时，刚把它拿到我手中，我忽然就开始轻轻地弹奏并演唱出一段非同寻常的旋律和歌词。后来它演变成了《鬼火车》，收录在我的专辑《疗愈之歌》当中。但请注意，这首曲子根本就不存在，直到那把吉他将它的信息以某种神奇的方式传递给了我。现在我不再置疑修·蓝博士跟家具聊天了，因为我现在开始跟吉他聊天了。

莫娜甚至走得比这更深。"你可以清理房间，"她有一次说道，"但是土地怎么办?"她解释说土地也是神圣的，也需要得到清理。当建筑施工车开过来，各项机具运作，房屋工程启动时，土地就被亵渎了，所以它也需要被清理。

当我在写这一段时，我收到了一本书稿，作者是马克·安东尼，他是弗罗里达州的一名律师，据说他有特异功能，可以看见常人所看不见的世界。他将自己称作灵媒律师。他的书中写满了证据——从他个人的经验到研究者的实验——证实确实存在着一个常人所看不见的世界，其中也有生命。

莫娜经常被邀请去帮助那些常人看不见的医院中的亡灵，帮助他们了结自己的心愿，让他们意识到自己已经死了，是时候继续他们的进化之旅了。修·蓝博士经常警告说，别把注意力放在鬼魂身上，因为你的注意力会将它们吸引过来。他认为你的唯一责任就是清理好自己。

然而，每当莫娜或者修·蓝博士遇见心愿未了的亡灵时，他们会对这些亡灵进行清理。怎样清理？重复地念诵"荷欧波诺波诺"的祈祷文。对于他俩而言，这段祈祷文就是强有力的清理工具，能够斩断阿卡索，释放数据，从而让所有相关人员皆获自由。有一次莫娜被邀请去清理珍珠港，因为那儿有许多亡灵依然滞留不去。她答应了。

莫娜还相信其实不是你自己在做任何的清理。她解释说："祈祷文是一份申请，请求释放。"修·蓝博士称之为请愿书，你的清理只是一份请求罢了。而真正做事情的，显奇迹的，是神性之功。有的时候某个人确有业力待偿，那么无论多少的"荷欧波诺波诺"都帮不上忙，除非神性显示，债已偿清。

简言之，清理并放手，清理并信任。实践"荷欧波诺波诺"，并信任神性。相信清理与实践会发生效用。至于其他的，不过是小我的心愿和要求罢了，但小我在这儿做不了主，神性才是主人。

疗愈圈里的许多人会因疗愈对象未被疗愈而指责对方。他们会说你没有做这个没有做那个，所以没有被疗愈全是你的错。很不幸，这些疗愈师带来的伤害远胜于益处。根据现代版正宗的"荷欧波诺波诺"原则，没有人应当被指责。你的问题与挑战是由数据造成的，而你的工作就是要清理那些数据，但至于这些数据是否能够得到清理则并不取决于你。

其实更确切地说，是你的数据在期待看见某种特定的结果。换句话说，期待本身就是一个限制性的信念。信念就是数据。这就是为何修·蓝博士总是不断地当众强调，私下里也强调，他来这里，只是为了清理。至于其他的，就交给神性了。

难怪有些人会觉得莫娜太古怪，因为她无法保证结果。她保证她会做清理，但结果却并不取决于她。

想想这个吧。

然后接着清理。

第四章

哪一个才是真正的"荷欧波诺波诺"?

心灵的清澈明晰是你最重要的人生资产。

——修·蓝博士

"荷欧波诺波诺"到底是从哪儿来的?

修·蓝博士说它是源自于其他星系。下面动脑筋的事来了:他告诉我说"荷欧波诺波诺"有可能是源自于利穆瑞阿,那是一个失落的大陆,就像亚特兰蒂斯一样,有可能存在过,也可能纯属子虚乌有。对于我这种希望看真凭实据的作者而言,这两种回答都不太令我满意,可谓没什么价值。

那么真相到底如何?

最初的"荷欧波诺波诺"方法是被用于做家族疗愈的。当家族内部有了冲突,家庭成员间的关系需要清理时,就会用到这个方法。它的确切出现时间与地点不明,但迄今至少已经存在一个世纪了,据猜测是源于玻利尼西亚。

根据《那那艾克库姆》(寻根探源)第一卷记载——莫娜总是喜欢推荐这本书,以便人们了解传统的"荷欧波诺波诺"——"荷欧波诺波诺"本质上是一个家族事件，或者只限于那些与问题关联最紧密的人之间。

这个方法被夏威夷的治疗师、牧师、咨询师以及家族领袖使用，通常都会让一家人围成一个圆圈坐在一起，依次表达出他们的分歧、不满、愤怒以及其他的情绪。这样做的目的是让情绪得以宣泄，心声得以表达，最后大家以宽恕收尾。

这个方法现在也还被使用着，但许多人都开始加入自己的理解和诠释，探究它最正确的模样。许多人都惑觉这个方法已经被污损了。根据《那那艾可库姆》(寻根探源)的记载："当一个多世纪以前，基督教开始传入之后，'荷欧波诺波诺'就消失不见了。"传统的"荷欧波诺波诺"疗法是遵循以下规则进行的：

* 开场普勒（祈祷）。

* 陈述想要解决或疗愈的问题。

* 每一个成员对于自己思想与行为的详细审查、自醒。

* 完全诚实。

* 由头领掌控群组讨论并指导整个小组。

* 神与彼此做诚实的忏悔，忏悔自己的错误举动。

* 承诺向受伤一方进行补偿。

* 结束普勒（祈祷）。

在前基督教时代，做完上述传统的"荷欧波诺波诺"练习仪式之后会献上祭品。后来由于基督教的影响，献祭改成了在做完仪式后吃顿饭。莫娜说做完仪式之后吃水果也行，效果不变。

　　修·蓝博士与我教授的"荷欧波诺波诺"全都是莫娜传下来的改进版。它的主旨跟传统的"荷欧波诺波诺"是一样的，但不同之处在于它无须别人的参与。它的一切运作全在你之内。莫娜的观点是一切都取决于你自己。修·蓝博士更进一步，说根本无须他人参与。这就是为什么你其实无须教导别人练习"荷欧波诺波诺"或者开发其相关产品。所有你需要的只是这个清理方法，然后你实操就好了。当然，若是有个私人教练在旁边指导你（就像莫娜指导修·蓝博士，修·蓝博士指导我一样），肯定还是会有好处的。

　　我有一次问修·蓝博士我是否需要接受一下"荷欧波诺波诺"的专业培训。"不用，"他想都没想，毫不迟疑地回答道，"你已经在那儿了。"

　　我倒是不同意他的观点，所以我继续去拜访一些人，他们要么跟随过莫娜，要么就是跟随修·蓝博士学习过。我想尽可能多地吸取点营养。当然，我这样做的真实效果不过是在我已经超负荷的电脑硬盘上再装入更多的数据。

　　这下好了，需要清理的东西更多了。

　　那么什么是真正的"荷欧波诺波诺"？就是你现在实践的这个。

　　"荷欧波诺波诺"基本上就是一项工具，而非什么一劳永逸，终结一切的宗教流派。它只是一步阶梯，带你更接近于觉醒。随着实践的进行，许多人都围绕着"荷欧波诺波诺"开发出了产品。当然，甚至就连修·蓝博士也有产品出售。比如说，他会出售他的 Ceeport 粘胶纸。这个图案是他接收到灵感而设计出来的。Ceeport 的意思是说："归零、归零、归零，回到零状态港口。"

他在自己的名片上也印着同样的图案，然后标价 10 美元一张。我总是非常钦佩他的勇气。毕竟，大部分人都是很努力地想让别人接受自己的名片，然而修·蓝博士却是"出售"自己的名片。

修·蓝博士有一次说过，如果有人问他创造一款由"荷欧波诺波诺"灵感启发的产品来出售是否合适时，他的回答："如果这个点子源于灵感，那就合适。"

根据你自己的灵感，来决定是否运压这些产品吧。但这之前请问一下你自己是否真的需要它们。在"荷欧波诺波诺"中，唯一需要被改变的人就是你自己。当你把这个方法用于疗愈自己的忧伤和愤怒时，无论是谁触动了你的情绪按钮其实都不重要了，这样你在练习的就是真正的"荷欧波诺波诺"。你无须其他的任何东西。

唯一要做的，只是找回自己内在的平静

尽管我巴不得你多买一些《新·零极限》或者《零极限》，拿来自用或者送人，但其实对于那个你所关心的问题，或者正在想方设法面对或逃避的问题而言，唯一需要有所行动的人仅限于你自己。我知道若是建议别人"一起来清理一下吧"会对你很有诱惑力，但那并不是真正的"荷欧波诺波诺"运作的方式。

无论你想要解决什么问题，都无须别人动手。

唯一需要做清理的人，就是你自己。

传统的"荷欧波诺波诺"看上去有点像是这个样子：有人因为某个情形感到生气、难过，或者沮丧，为了解决这个问题，所有人都被叫来开会。在会议中，悲痛得以表达，当然并非总是带着爱意地表达，也并非总是被带着宽恕地接受。团队的首领认为人人都该为此负责，所以会议继续，直到一个圆满的解决方案出台：意思是说整个团队重新恢复了无条件的爱的状态。

现代版的"荷欧波诺波诺"看上去像是这个样子：你因为某个情境感到生气、难过，或者沮丧时，转向自己的内在，感受那份痛楚和疼痛，然后向神性恳求（无论你把神性称作为上帝、盖娅、道、零、自然……还是其他什么名称都可以），请求他帮你移除掉你自己内在的那个程序（数据，思想或者信念系统），是这个程序导致了或者说是吸引来了那个让你感觉难过的情境。你不断重复这样的清理、清洗、删除与修复的练习，直到你恢复平静。

在第一个版本中，你需要并且有赖于其他人。在第二个版本中，你谁也不需要。修·蓝博士、莫娜和我全都是教的这第二种。

举例来说，我有一个朋友，她正因为自己团队里面的某位女士而经历一些不愉快的事情。那位女士的言行举止总是令每个人都很不愉快。但因为我并不在那个团队里，所以我并不知道那位女士四处按动别人情绪按钮的具体事迹，而这一切都不会对我构成困扰。我并没有牵涉其中，但我的朋友显然是陷得很深。

在绝望中，她最后对我说："我实在没办法了，只好试试'荷欧波诺波诺'了。"

换句话说，她一直都在试图努力争取解决自己所面临的冲突，通过说什么或者做什么的方式，但那些努力都不奏效。因为她读过《零极限》，知道这个方法，所以在多番努力无效的情况下，开始尝试"荷欧波诺波诺"了。结果，她找到了内在的平静，终于能够睡着一会儿了。

无论那外在的情形如何，她都能找回自己内心的零状态。

下面是另一个例子：几年以前，我的妈妈进了医院急诊室。她已经病了有13年了。最后的情况变得比以往糟糕了很多。她在受苦，她的器官在衰竭，全家人都被叫去了。我取消了原定的活动，来到医院陪伴她。

她待在重症监护室里，那是医院的一片隔离区，只有另外5个病人陪着她。其中的3个在我的探访期间离世。当我看到妈妈看上去如此虚弱时，我感觉很无助。我内在的某一部分甚至感觉很愤怒，因为我认为她应当更好地照顾自己。我很难过，并且害怕。我不知该做些什么。即使是医生也不知道该做些什么，只能用机器来尽量延长她的生命，其他的也就无能无力了。我的内心很不平静，我感觉无论自己做什么都无济于事。

这个时候我记起了"荷欧波诺波诺"。我记起它的要点很简单，只要我重拾内在的平静，而我的平静能够帮到她，协助她去做她该做的事情，无论是留是走。我开始在我自己身上下功夫了。反正我也不知道怎样才能帮到她。我知道我很难过，所以我在自己身上下功夫。我必须回到内心的平静。我从自己过往对于疗愈和疗愈者的研究中知道，我自己的好状态会影响到我周围的人。我尽己所能地做了。

我坐在那里，看向自己的内在，不断重复着那四句话："我爱你，对不起，请原谅，谢谢你。"我并不是对她说这些话，我也没有把它们大声念出来。没人知道我在那儿干什么，他们或许会认为我是在冥想、祈祷，或者只是坐在那儿发呆。我不断地做着这个练习，直到我的探视时间结束。

那已经是好几年前的事情了。我妈妈现在还活着，并且已经回家了。她也不是说一下子就痊愈了，但她依然活着，还能自由呼吸，还能聊天，还能与人分享和交流。她曾有过一段非常糟的日子，也曾享受过精彩的日子。有好几次她都望着我说："我爱你。"有好几个假期她都回到老宅，跟家人们坐在一起。

我父亲是她的主要护理人。父亲在第二次世界大战期间曾是美国海军陆战队队员，至今已与妈妈牵手走过六十多年了。他视照顾妈妈为己任。所以家里的其他成员和我都会站在一旁，让他做自己感觉最好的事情。同时，我妈妈那延长的生命感觉像是个真正的奇迹。

是我的"荷欧波诺波诺"实践救了她吗？是我的实践给了

她这些年额外的寿命？或者我的实践什么作用也没起，只是将我带入了平静？

我不知道该如何衡量它的效果，但我知道我的内在的平静为我赋予了力量，让我能够找到内在的核心，处于当下，或许那才是真正的奇迹。或许我允许那一刻的当下实相浮现，没有评判或要求，也带给了母亲以自由去做她在那一刻当下需要做的：好起来，康复回家。

赖里·多西是一名内科医生，也是一名研究者，他在其著作《疗愈之语》中写道："研究者们认为，疗愈师若是试着努力让自己完全放下观想画面，放下联想，放下特别的期望与目标的话，疗愈效果反而会最好。"他进一步阐释，最好的方式就是允许"神性的意愿成就神"，这反而会取得最佳的疗愈效果。

正如亨利·沃德·比彻所说的那样：'凡人的力量在于找出神性所行的道路，然后走上那条路。"

当然，这话说着容易做着难。眼睁睁地看着自己的母亲躺在重症监护室里，离死神只有一步之遥，真是让人很煎熬。我想要一个确定的结果：她的康复。但真正的"荷欧波诺波诺"教导我们完美的结果掌握在神性的手中，而不是操之于我。我必须具备这样的信仰，让自己能够放手，只是一心尽力，找到我内在的平静。

让我们沿着这个要点再深入挖掘一下。

第五章

这究竟是谁的错？

错不在人，错无关乎于人。错在程序。

——修·蓝博士

一位朋友来访，他用非常诚恳的问题将我一番轰炸，那些问题还都是从《零极限》中生出来的。

"一个小孩怎么可能有限制性的信念系统呢？"

那个问题源于修·蓝博士的女儿患了一种皮肤病，后来认识莫娜之后，在她的帮助下疗愈了那个可怜的小孩。

我们是带着程序降生人间的。后生基因学已然证明，我们祖父辈的所作所为往往会显现于小孩的 DNA 上。我们来此世间，并非白纸一张。我们不是一块纯净的白板，而是带着程序来的，然后还要再从我们父母以及他人那儿下载更多的程序，比如说从文化环境当中下载程序。

我告诉朋友说，我的一位奇迹教练课程的学员，她的一对双胞胎刚生下来几天后，就双双夭折了。这位妈妈心里很内疚，整日疑惑自己到底做错了什么。医生说她什么也没有做错，因为那根本不是她的错。

在另外一个例子里，一位著名的健美运动员心脏病突发。"这是怎么回事?"他很困惑，因为他总是科学饮食，并且坚持锻炼。他每件事都做得挺对。医生解释说，他的心脏病复发跟他的作为无关。病症潜伏在他遗传而来的系统里面，是基于他的家族图谱中的先人所为，那时他还没出生呢。他跟这件事一点关系也没有。

我朋友这下子理解了，他总结说:"如果是这样的话，那么我们要清理的东西可真多。"而这也正是"荷欧波诺波诺"的要点所在。因为我们内在有巨量的数据需要清理，所以要不停进行清理。

修·蓝博士有一次在奥斯汀城里散步。那时候我俩正在一块儿开工作坊。他在公车站对一位陌生人说了声"早上好"，而那个人没有反应。修·蓝博士说他当时就上火了，因为他期待着对方一句友好的回应。这个例子充分显示出我们有多少清理工作要做。修·蓝博士已经清理了超过 25 年，然而一个陌生人的怠慢还是让他恼火不已。

不断地清理吧。

你所需要清理的大部分是潜意识层面的东西，那也正是你的程序藏身之处。我也一样，无数的程序潜藏在我的潜意识中。我已经清理了好多年，有时候能够有所突破，会感受到与神合一。但我的功课还没完，清理还不够彻底，你也一样。如果你正在读这段，那就表明你还有更多的工作要做。这并不是对于你我的评判。我们毕竟是凡夫，继承了一堆的程序。没有人应该为此而受指责。但我们有责任通过清理让世界变得更清净和美丽。

清理是为了活在当下

如果你想要与生命合一，感受到当下的满足，那就持续清理吧。我说满足，尽管我过去曾经习惯于说清理的目标是当下的欢乐，并且补充说欢乐是一个选项——直到我与朋友的一次对话，让我开始重新考虑自己的措辞。

马修·狄克逊是一位著名的现代弗莱明哥吉他手，而且他还是我的吉他老师。是他帮助我准备了自己的首张音乐CD《蓝色疗愈师》。我们一块儿创作了两张流行专辑，都是在"荷欧波诺波诺"的灵感指引下做到的，一张名叫《向零校准》，另一张名叫《归零》。每次他来访时，我们谈的更多的是人生与"荷欧波诺波诺"，吉他与音乐反而退居其次了。

有一天马修即兴讲到了欢乐如流水，一去不回头。他说我们都想要爱，为了得到爱，我们会做各种各样的事情来争取、表现。但是，他说，我们最想要的其实是满足。他的话让我想起了词语：泰然自若，不可动摇。换句话说，我们想要拥有超越一切理解的平静。欢乐或许是一种表达它的方式，满足是另一种。

我们大部分人都不快乐，都不平静，也都不满足。我经常说想要知道你有多么的开悟，不妨去跟自己的家里人待上一段时间。他们知道你所有的情绪按钮。当我们被家里人包围时，无论时间长短，我们当中很少有人会感到满足。我过去回家小住时，总要事先佩戴着一副心灵防护盾。我会很紧张，等待着有人上来批评我或者我的生活方式。然而，这些年我回家心中就平和、平静得多了。我不断地做着清理，而我的家里人看上去也开始转变了。

你不得不清理——不断地清理。那是通向满足的门票，而且其他的奖励也会来到，这些奖励往往会显得神秘且超乎人力所能及（我后面会更多地谈到这些。）你无须给清理定个目标或奖品。想要通过清理来获得某物，本身就是个程序。你做清理是为了能够活在当下，奇迹就在当下，力量也在当下。真正的奖品就是当下。然而，我还真没见过有谁完全活在当下，所以我不停地清理。

它们是从哪儿来的？为什么那四句话会管用？

我实在是找不到任何研究材料证明这四句话的源起。很容易得出的结论是与基督教有关（比如借由"对不起"和"请原谅"来进行忏悔）。另外很明显的是古老的夏威夷迷信也创造出了那些围绕在向神或神明臣服方面的语句，那些神明包括疗愈之神，也包括伤害之神。还有一种诱人的说法是，这四句话是源于心理咨询聚会的成员们："请原谅我朝你家扔了烂番茄。"然后结语加上一句宽恕的话（"对不起哦"），然后这个人就可能对那个人说："我爱你。"

无论它们是怎么来的，现在这四句话就是我们在这儿要说的。数以千计的人现在正在重复着它们，以疗愈自己，将自己从一长串的抱怨清单中解放出来。

但为什么这四句话会管用呢?

这个问题可就更难回答了。答案有可能纯粹是因为信仰。安慰剂的疗效本来就很惊人。再加上修·蓝博士那个著名的故事，据说他一个人就疗愈了整个精神病院的病人，最后让那家精神病院都关门了，这四句话很容易就取得了大众的信任，认定它们确实具有某种神奇的力量。

当然，我们也确实不能忽略这个可能性，就是这四句话确有神奇之力。至于这股力量是源于你对它们的信任，还是来自于你的诵念（无论你信还是不信），谁也搞不清。我可以想象科学家设计出一个实验，让一组受试者说这四句话，另外一组不说，结果证明说过的确实取得显著效果，那么我们才可能说这四句话确实有用。但即使是在这样的一个研究当中，还是有太多的变量存在，所以我们得出的结论也不见得就是完全正确的。（可供参照的是，有一次修·蓝博士给我发来一份研究报告，说人们用这四句话来做冥想，结果降低了血压。但这个研究报告的样本采集规模太小，几乎没有什么学术参考价值。）

我经常都在解释，这四句话是用来触发一个漫长的清理过程。比如说，当我说"对不起"时，我真正在想的是："无论是我内在什么样的程序创造出了这一事件，我都深表歉意。"

当我说"请原谅"的时候，我真正的意思是："请原谅我对于自己的思想活动没有足够的意识觉察。"当我说"谢谢你"时，我的意思是说："谢谢你帮助我从我的存在之内释放掉了这个程序。"当我说"我爱你"时，我是在回归源头（神性或零极限的状态），并且将我内在的白板擦干净了。

好消息是，现在已经有了更多的清理方法，可供我们选用，并且能够带来更快的结果，我们会在其他的章节中谈到这些新方法。但现在，还是让我们来看看科学是如何支持"荷欧波诺波诺"疗愈背后的理念的吧。

第六章
这些程序是从哪儿来的？

你已经是完美的了。

——修·蓝博士

我很喜欢神经可塑性领域。它振奋人心，为人注入新的力量。它强调你的大脑可以被重塑，就像塑料那样被重塑。你可以自己重新调整设计它的形状，重新为脑神经及回路牵线搭桥——自编自导型的神经重塑。我们可以用这方面的新成果解释"荷欧波诺波诺"的有效性。

根据杰弗里·施瓦茨博士的理论，他在与医学博士丽贝卡·L. 格拉丁合著的新书《你并非你的头脑》中写道，你几乎可以改变自己的所有习惯——通过书中介绍的四部曲。现在你终于能够结束你长期以来习以为常的自我打击工作，或者终结其他任何的不良习惯了。你能够从中挣脱出来，重获自由。

我采访了施瓦茨博士，这位医学博士兼心理学家，是浑身散发出极高能量的研究者，有着深沉的信仰，并且热爱自己的工作。他是马丁·斯科塞斯的电影《飞行家》的顾问，这部电影讲述的是霍华德·休斯的生平故事。施瓦茨博士现正在帮助像我这样的人们重新给自己的脑神经牵线搭桥，以便我们能够取得自己想要的成果，成为我们渴望成为的人。

他的这项突破性成果的核心部分，是一种领悟，领悟到你并不仅仅只是物质体，你还是某种非物质性的存有。这就是为什么你可以和自己的大脑分离，意识到它，并且切实地改变它、重塑它。

施瓦茨博士是一位科学界人士，他在 2002 年还写过一部非常吸引人的科学作品，名为《心脑结构：神经可塑性与精神力量之能》。他同时也是一位灵性人士，并且不害怕谈及于此。

他并没有宣布思想是从何而来，但他明确指出有一部分的思想会为你服务，而其他的思想却具有欺骗性，归属于欺骗性质的大脑信息。对于这种欺骗性质的大脑信息，你可以学会听见它们，却不听从它们，更不必遵从它们。我告诉施瓦茨博士在我大部分的作品里，比如说《相信就可以做到》中，我所指称的限制性信念系统恰好等同于他所指称的欺骗性大脑信息。这两种思想都不服务于你的最高目标。施瓦茨博士解释说在他针对强迫性上瘾症患者的大量研究中，脑部扫描揭示出这些病人正在服从他们的大脑发射出的伤害自身的指令。所以这个病症并非是这些病人的问题，出问题的只是他们的大脑。（施瓦茨博士在他的第一本书《大脑之锁》中，针对强迫性上瘾症还有更多的阐释。）

但欺骗性大脑信息会影响到我们每个人的生活。我们的大脑并不总是在帮助我们。而施瓦茨博士为我们传递的信息是，无论我们在和什么问题做斗争，你都能够改变它。只是学习这种改变的技艺有点费事。施瓦茨博士的四部曲是一个普世性的解决方案，可以应用在所有的问题上头，你随意指——黑莓或iPhone上瘾症、强迫性血拼、易饿症、垃圾食品上瘾症、说谎、拖拉，以及如何不再回头重拾毒品。

换句话说，这些跳入你大脑中的思想，比如说："'荷欧波诺波诺'是狗屎！"并非来源于你，而是源于你的大脑。

施瓦茨博士将它们称作欺骗性大脑信息——但除非你能够将自己与它们区分开来，否则你就会感觉它们很像你。而清理则帮助你将它们从记忆中删除。清理能够帮助你绕开他们，这样他们就不会老冲着你开炮了。

改变心智的四部曲

以下就是施瓦茨的四部曲，帮助你搞定这些欺骗性的大脑信息：

第一，重新标注。确认欺骗性的大脑信息，以及那些不舒服的冲动，以它们的真实名称来称呼它们。

第二，重新定义。改变你对于这些欺骗性大脑信息赋予的重要性感知，指明为何这些思想、冲动、欲望会持续不断地侵扰到你。（那并不是我，只是我的大脑！）

第三，重新聚焦。把你的注意力导向某个有益健康的或者富有成效的行动或心理过程——即便那些错误的欺骗性的冲动、欲望、思想、感觉还在那儿烦扰着你。

第四，重新赋值。清楚地看见这些思想、冲动、欲望的本来面目——它们只是由欺骗性大脑信息所导致的感观刺激，它们并非真实的，几乎没什么价值。

你可以锻炼你的身体，也可以锻炼你的心灵。我喜欢将它称作头脑瑜伽。这个信息告诉我们，你可以成为自己大脑的飞行员，而不是它的一名乘客，任由它乱飞撞墙。以施瓦茨博士为代表的神经系统科学的先驱们，其作品与研究令我深受鼓舞。他们已然证明了，通过不懈的坚持、清晰的意图以及正确的策略，你可以拥有你所想要的一切。

更重要的是，你能够来到一个点上，深切地处于当下此地。你完全地体验着当下的一刻，你能够听见神性的轻声低语，你能够了解神性的意图和灵感，并且能够毫不犹豫、毫无畏惧地依照神性的旨意和灵感而行。

在到达那一步之前，清理，清理，再清理吧。

第七章
信念的神奇力量：安慰剂效应

（根据剑桥大学的研究表明，在英文句子当中，每一个单词是否拼写正确并不重要，只要单词的首字母与结尾字母的顺序是正确的，那么对于传情达意就不会有什么影响。甚至单词中其余的字母可以任意排序，也不会造成什么问题。这是因为人类的头脑并不会仔细详读单词中的每一个字母，它只是将单词作为一个整体来阅读理解。）

你的大脑被设计成为自行创造捷径，以便理解实相以及找出对你的生存构成威胁的因素。为达此目的，其常用的一个手段就是自动填充空白，正如你在阅读上面那一段无意义数据时所做的那样。然而，这项独特的能力同样也会造成感知方面的问题。你的头脑有可能会犯错——而你则可能对此浑然不觉。

2005 年的电影《控制》，是一个非常好的例子来说明上述的运作机理。电影的主人公是一个反社会分子，被宣判了死刑，并将被注射执行。但他后来有了一个重新活命的机会——成为一项实验的对象（真人版荷兰猪）——去尝试一种新药，人人都盼望着这种新药能够为混乱的灵魂带来平静。演员雷·利欧塔，饰演片中男主角杀手，不太情愿地答应了试尝新药。

过了一段时间，他的性格确实沉静下来了，他开始对自己的反社会行为产生了悔改之意，并真的表现得象是换了一个人。但科学家们很快就发现，其他受试这种新药的人，虽然跟他使用的是相同的剂量，却全都死掉了。然而雷却活下来了，为什么呢?

我不想破坏这部影片在你心目中的印象，所以我只会说——你的期待创造出了你所获得的结果。你根本无须有意识地知道自己的期待是什么样子的。从你过往与身边的人们交往当中，你的期待自然就形成了——你已经不自觉地有了结论性的期待。

正是从这个地方，"荷欧波诺波诺"冲进来了，开始拯救你的生活。

根据修·蓝博士的说法，我们的过去正是我们的程序中的一部分。我们对于生活以及对于彼此的期待，源自于我们从过往的经验中所得出的结论性的期待。换句话说，你几乎从来都没有看清当下此刻。你是透过一张滤网去看它的。

在电影《控制》中，主角的童年成长阶段充满着暴力。他见证了激情与仇恨的犯罪。他无意识地就得出结论——他的人生就应当是他所看见的那个样子。当然这个结论并不正确，因为生活并非是那个样子。然而他的头脑为他下了结论，而他则无意识地活出了这些结论。

小心你沉重的人生行李

"荷欧波诺波诺"教导我们，你的过去不仅仅源于今生。

修·蓝博士说，我们所背负的数据从阿米巴原虫的时代就开始了，甚至更早，从宇宙诞生以来的生生世世所累积的数据我们现在依然背负着。数据之庞大，远远超越了你今生的意识觉知范畴。你的行李是相当沉重的。你在无数世以前就计划了一趟旅程，拿着背包上路，直到现在你的这个背包都还没有放下。因此，你所看见的，以及你所体验到的，极少是这个当下的纯净真相。

即使是你现在正在阅读着这些文字，你的头脑依然是透过一道由程序预设的滤网来读这些文字，将过滤之后的信息传递给你。如果你的教育养成是要存疑，那么你会以某种方式来读这本书。如果你的教育养成是开放型的，那么你阅读本书的方式又会不同。如果你喜欢我和我的书，你会带着某种既定的期待来读它。如果你不喜欢我或我的书，你阅读本书的方式就会是另一个样子。

好了，这本书究竟在哪里？

如果有那么多种不同的方式来理解这些文字，理解的方式取决于你的个人性数据和你预设的期待，那么这本书的真相究竟在哪里？

下面是另一道头脑测试题，以便进一步阐释头脑是如何沿着这些线索渐行渐远的。请阅读下面的句子，数一数其中有多少个 F：

FINISHED FILES ARE THE RESULT OF YEARE OF SCIENTIFIC
STUDY COMBINED WITH THE EXPERIENCE OF YEARS

这个例子有助于说明你的大脑里面是有系统漏洞的。（顺便一提，一共有 6 个 F。但你有没有注意到 OF 当中的 F 呢？）

下面再来另一道测试题：摩西在将动物们带入方舟之时，每种动物他装了几只？

除非你以前看过这道题，否则你很可能会答道："两只。"但是你错了。摩西没有装载过动物，那是诺亚干的活儿。

根据雷·赫伯特的理论，他在其著作《转念之间》中写道，有一项实验在大学生中展开，两组大学生被要求在某项体育活动之前先阅读一下指令说明。其中一组读到的指令说明是用清晰易读的黑色 Arial 字体书写，而另一组同学读到的指令说明则是用画笔字体书写，而且这些字体被设计成"像是某人拿着一支日本画笔写的手书"。

等到学生读完指令说明，接下来他们就该去完成那项运动了。第一组学生，他们读到的指令说明是用易读字体书写的，所以他们自然也感觉这项运动很容易，于是欣然前往，顺利完成运动指令。而第二组学生，费老大的力气念完用难读字体书写的同样的指令说明，立刻就感觉这项运动太难了，于是他们直接就抗命不遵，根本没有去运动。

赫伯特写道："那些挣扎着读完日本画笔书写的指令说明

的学生，根本没有心思去运动场了，仿佛阅读过程已经让他们筋疲力尽了。"

请注意：这些学生并不知道指令说明的设计会影响到他们的决定。这件事情发生在他们的觉知范围之外。一个小小的字体就影响到了他们所有人。

你的大脑总是在仓促决断。它努力试着变得有效率，保证你的安全，同时它也挺懒惰的。但正如上面的例子显示的那样，这些头脑中的抄捷径行为可能会限制你的能力，让你看不清生活的真相，让你没法在需要的时候做出想要的改变。

"荷欧波诺波诺"邀请你放下过去的程序（正是这些程序创造出了头脑中的漏洞），帮助你宽恕过往的一切所为，从而找到当下此刻中的爱与接纳。它帮助你变得清澈明晰，从而让你能够觉醒于当下。

这是一个难以完成的任务。修·蓝博士不相信我们今生就能把它完成（我觉得他太悲观了——但我的这个评判其实是我的一个数据）。无论如何，该做的事情就是清理。清理这本书，清理你的生活，清理你的期待——清理每一件发生在你身上，妨碍你感受到当下的奇迹的事情。

电影《控制》证明了你会得到自己所期待的东西，即便你的期待深藏于潜意识中。但那只是一部电影。

真实生活中会怎样？

你相信才是关键

我在博客中发了一篇关于相信奇迹的博文。然后有人评论说，想要知道古代的战士上前线时穿戴神奇铠甲以便刀枪不入的事情。他觉得那些战士被奇迹思维冲昏了头，完全不顾现实情形。

我觉得这个评论有点怪。

如果是我要上战场，我肯定会穿上所有我觉得能够保护我的东西，包括神奇铠甲——而且我会迅速地将它们穿戴整齐。我还会在头上粘一些意大利面条，或者是在我的脖子上挂一条小白兔子弹项链，如果我相信它们能够帮助保护我的话。

我觉得如果有东西能够让你感觉更强壮，而你却拒绝不用的话，那实在是有点傻——无论是祈祷，还是礼拜，或者某种装饰品，你随便指定都行。任何能够帮助你平安地从恐怖的战场上归来的东西都是可以接受的。

但让我们稍微深入地查看一下我这位朋友的评论，奇迹思维什么时候变成问题思维了？

从我自己对于安慰剂所做的研究中——所谓安慰剂，定义为"无害的药丸、药片、药物，或者疗程，派发给病人是出于心理效益的考虑，而非为了任何的生理学效益"——已然证明当你相信某物时，你的这份相信本身就有令其成真之功效。

许多令人震惊的科学实验已然证明，当膝盖疼痛的病人被引导并且相信他们已经做过了手术之后——他们会被注射麻醉剂，膝盖上也会有切口，但却并没有真正做手术——他们的膝盖疼痛确实就好转了。

最近还有一项研究显示，安慰剂会起作用，即使在你明知它是安慰剂的情况下也会起作用。

这可不是什么新闻。我在 20 世纪 60 年代就已经知道了信念的力量，那时我第一次读到克劳德·布里斯托的代表作《信念的奇迹》。你的信念会塑造出你的实相（现实）。如果你相信某事对于你或你的世界是真实的，你就会吸引来相应的场景以配合你的这份信念。

当然，这对于负面的信念系统也同样适用。

所谓的"反安慰剂效应"就是指一种负面的期待，它确实会轻易地制造出与之相应的场景来。换句话说，如果你相信事情会变坏，或者某事会产生某种有害的效用，你确实就很有可能将这个期待创造／吸引成为你的现实。

于是一个有趣的窘境诞生了。

如果你的信念如此戏剧性地影响着你的实相，那么如果你的信念与实相之间产生了冲突会怎样？比方说，穿着神奇铠甲上战场是不是一种自欺欺人？尽管现实不如人意，却期待一个正向的结局，是不是另一种自欺欺人？当证据显示一切都好，但你却相信结局会不妙，这是不是一种错误？

有可能。

是的，当你穿上神奇铠甲，或者戴上一枚幸运戒指上战场，的确有可能是在自己骗自己。但是这个自我欺骗也有可能成功地为你凝聚起信念之力，让你的人生一路行来更有力量（如有神助），甚至为你增添了额外的优势，帮助你活下来且日渐昌盛。

换句话说，你的另一个选项是什么？裸奔上战场？无能为力地在命运中游荡？

因为你的信念在此地正是那控制性的要素，所以你有自由选择相信正向的，或者负面的，或者*什么都不相信*。（我在此处把什么都不相信写成斜体，是想要强调哪怕你选择什么也不信，其实这也是一种信。）

有人认为一个名为科学的伟大上帝可以终结一切，替代一切，能够掌控实相，然而科学界却不断地涌现出与曾经的结论相抵触的新结论。而当前在安慰剂方面的最新研究成果证明了，你所相信的东西比你身边所谓的现实更重要。

如果科学真能主宰实相，如果科学真的是实相的决定性因素，那么为什么科学家们却经常意见相左，无法达成统一之见？举例来说，为什么有的科学家相信超感知觉，有的科学家却不相信？

嘀，我还以为科学是最终裁决呢。

我现在已经放弃阅读流行科学杂志了，比如说《当代心理学》，因为它总是在刊登一些最新的研究成果，只要是新成果它就登出来。你只需要追踪上一段足够长的时间，你就会找到新的研究成果与旧的研究成果之间的冲突之处，而且这种冲突会不断地涌现。

一句话，到底什么才是真的？

自从我写完《觉醒课程》，并出版了它的音频教程之后，我就已经强调过，所谓的实相其实只是一种幻相。这也并不是什么新观点了。佛陀以及其他大师，尤其是非二元论的教师，也说过类似的话。当你从觉醒的第四个层级上回望之时，你就能看清这场幻相。

爱因斯坦也说过："实相只不过是一场幻相罢了，纵然这个幻相看上去非常稳固且持续。"

再一次，你是自由的，你可以选择戴着魔法护身符或者神奇铠甲上战场，你也可以选择裸奔。你可以将自己的信念放在奇迹上，也可以放在现实上。

两种选择其实都反映出你的信念，两者从本质而言，都是实相。

毕竟，你所见到的所谓实相都是透过你的感知而观察到的，而这些感知却是由你的信念系统造就的。

相信奇迹，也做好一切必要的动作

如果你曾经见过我，听过我的演说，看过我的照片，或者在电影、电视中见过我，你会知道我总是戴着戒指和念珠。它们当中的一些是为了品牌效应，另一些则真是有秘传之魔力藏于其中——我相信它们对我会有帮助。实际上，只要是在公众面前演说，我都会戴上一块特殊的宝石，它的某些部分是取材自吉比恩陨石，据估计这东西的年龄有 40 亿岁了，比咱们地球的年纪还大。它很漂亮，而且每当我戴上它时都会感觉到特殊的、额外的力量。而且它还是我的妻子娜瑞莎 10 年前送我的礼物，所以它还附带着情感价值。（尔可以看见我戴着它出现在我的书《当下显化或现在吸金》的封面上。

而最重要的部分是，我对它的信念，我相信它会带给我力量。

即便如此，什么才是真正的实相？

说真的，我宁愿相信一个神奇的充满魔力的宇宙，并且见证我的生命不断地绽放出奇迹，也不愿在一个所谓的现实世界口忧心忡忡，害怕任何的风吹草动。

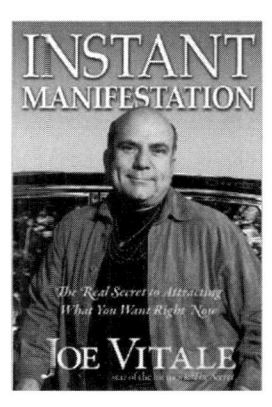

同时，我还点赞苏菲的智慧格言："相信安拉，但首先还是要把你的骆驼拴好。"回到前面我朋友左我的博文评论中提到过的奇迹思维，它的意思就是说一方面相信你的神奇铠甲，另一方面还是要努力将必要的安防措施做好。

这就是协助创造实相的全部要点所在。是的，确实有奇迹，有魔法；另一方面，也确实存在着你左这个物理世界中的举止言行。而最聪明的做法是两者兼顾，柜互融合。

奇迹与魔法可能带来的唯一真正危险，就是你完全地依赖它。

肖恩·埃科尔，在其著作《幸福优势》一书中，建议你佩戴浅玫瑰色的眼镜，不要佩戴深玫瑰色的眼镜。他是这么说的："正如其名所示，浅玫瑰色的眼镜可以让我们把真正重要的问题都纳入视野，同时也让我们的注意力大部分都放在正向事物之上。"

我准备引用布鲁斯·巴顿的话来做结语，这位先生是我的书《遗失的七个成功秘诀》的重点讨论对象。他于1927年在其著作《一个人能够相信什么?》中写道：

对于生意、国家、自己，以及别人的信念——正是推动这个世界的力量。那么如果我们相信，这个远超其余的强大力量，不过只是运作宇宙之庄严伟力中的一块小碎片，那会有什么不合情理的呢?

简言之，如果我要上战场的话，肯定会穿戴神奇铠甲，同时也会采取其他任何可能的安全措施。神奇铠甲自身可能有力量，可能没有力量，但我对于它的信念却是有力量的。

以另外的一个方式来表达，安慰剂不是真的（药），但安慰剂效应却是真的。

拥有信仰，同时拴好你的骆驼。

哦，还要记得不断地清理!

第八章

秘密之镜：意念与灵感的组合

当你感觉信任且安全，你就能够走上前去，说什么都行。你可以轻松地让事情升起落下，消失无踪。信任是第一位的。

——乔·维泰利博士

2013 年年初，我的"奇迹教练"课程的承办公司告诉我，他们想要跟我一起开发一款在线产品。这家公司认为这款产品能够日进斗金，并为我的教练课程产出无数的光辉案例。

我们都不知道这款产品会是什么样子。我们开始给广告写手打电话，双方来了一场头脑风暴。我告诉他们我的工作核心理念是生活如镜，所以我们的产品中或许可以包含一面镜子，作为工具或比喻。从那当中我获得了"秘密之镜"的点子。我感觉这个名字动听易记，朗朗上口。但是我不得不承认，没有人知道，就连我自己都不知道它究竟是什么。

几个月之后，我们决定邀请几个人飞过来，跟我面对面地进行教练辅导课程，而且是在摄像机面前现场直播。就像是真实生活版的电视秀节目一样，我得一边辅导他们，一边接受摄像，而摄像剪辑之后就会成为最终的产品。

正式拍摄那天，我们的布景地选在得克萨斯州温柏里的布鲁斯特比萨店楼上，摄制组成员全部到位。我们甚至还租了一面古董镜，作为那至今尚不知为何物的产品的一部分。摄像机转动起来，我也跟这些人见面了，开始畅谈成功和人生。

截至目前，一切安好。

接下来的环节，是让我跟这些人逐一进行单独会谈，帮助每个人在 30 分钟或更短的时间里取得突破（再一次，现场录像，现场直播）。

我开始有点茫然无措了。

尽管我有着几十年的个人成长经验，兜里揣着许多的秘密"武器和技艺"，但要帮助一个陌生人 30 分钟内脱胎换骨，而且还是面对着摄影机，那就不仅仅是耗神费力了，那简直就是令人崩溃，手足无措。

我开始惊慌起来。

我想："如果我搞不定这件事会怎样？如果我在摄像机面前像个傻瓜会怎样？如果我帮不了这些人会怎样？我一番努力后他们却每况愈下怎么办？"

然后我就想起明迪·奥德林在她的《如果一切都好会怎样？》一书中教导的"如果—怎样"技巧。她说你得问正向问题，比如说："如果这一切进展顺利会怎样？如果我真的帮到了他们会怎样？如果这一切都很好玩会怎样？"

这种观念与问题的转变立刻改变了我的能量状态。我感觉开心并更加客观了起来——但我还是需要知道"秘密之镜"法究竟是什么。

救命啊！！！

我走进洗手间，锁上门，望着镜子。

我告诉自己需要一个清理，现在就要！然后我就开始大声念那四句清理箴言。我记得是让自己对神性说这四句话，而不是对小我说。我的恐惧只是些程序，只是源于过去的数据。我不关心它们是怎么来的，也不关心它们为何而来，或者谁该为之负责。我只想把它们给清除掉。

几分钟之后，我深吸一口气，对自己说声"我爱你"，并且无论发生什么我都一如既往地爱自己——然后我就走出门去，进行拍摄了。

"秘密之镜"法三步骤

就在那一刻，我领悟到了"秘密之镜"法。它全然在我心中成形了：它包括三个步骤，包含了镜子、我的引导与教练，以此帮助人们理解自己的问题，领悟如何让自己实现并且显化内心渴求的目标。

它看上去像是这个样子的：

1. 我解释了相互冲突的意图。也就是说，你的意识心渴望某事物，然而同时你的无意识心却渴望另一事物。两者之间的矛盾使得你意识心中渴求的目标无法达成。比如说，如果你的意识心渴望更多的金钱，但你的无意识心却认为金钱是邪恶的，那么你就会阻挡金钱的到来。你在无意识层面的冲突意图，源于你的无形却更为强大的存有部分将会起主导作用。

2. 接下来我解释"秘密之镜"本身。它是一种想象中的体验，我会辅导着学员从心进入未来，进入一个平行宇宙，进入与我们所关注的问题相关联的过去和未来，去看看未来的自己是如何处理现在看似棘手的问题的。我引导学员使用一面实体镜，让他们望着镜子，望入镜子，并逐步将他们引领进入一种非睡眠状态的禅定之中（他们的眼睛是睁开的）。于是他们可以询问未来的自己，今天我应该怎么办？

3. 接下来我会解释何为受灵感启发的行动。这个理念关注如何依据从心中浮现出的灵感而行，这些点子已经显现在你觉醒的实相中了，我们应当以此来指引自己的行动。因为除非有某物动起来了，否则什么事情也不会发生，行动对于成功的重要性无须赘言。

在灵感的启发下，这一整套东西喷涌而出。我放手、信靠、信任。我所辅导的第一个学员，在不到 30 分钟的时间里，对着镜头就发生了改变，整个人焕然一新。而同样的事情发生在了后面每一位学员的身上。"秘密之镜"由此而生。我轻轻地祈祷了一句："谢谢你。"

几个月之后，在 2013 年后半段，公司将"秘密之镜"正式发布到网上，引来大量的咨询和大批的订单。这项新产品到如今依然畅销。

如何找到治疗疼痛的方法？

下面再来一个故事，继续解释这个要点。

几十年前，我住在休斯敦时，经常去赫曼公园围着高尔夫球场慢跑两英里。因为那个时候的我超重，跑步时脚老撞击地面，形成了很大的跟骨骨刺。它其实就是钙质沉积，一般长在脚后跟部或下部。而我的跟骨骨刺长在两脚跟部后方。它们非常大，大得连我的医生都忍不住要把片子传递给其他同仁，大家都惊讶不已，相互议论和探讨一番。我的案例在医疗诊所圈广为流传，医生们交流研讨着我的 X 光片。但没有一位医生能够缓解一下我的疼痛。

时间一长，那些骨刺变得更加疼痛难忍，搞得我走路都一瘸一拐。然后又诱发了我右脚一处肌肉韧带轻度撕裂。最后让我疼痛难忍，连车都几乎没法开了。但我的内心永远坚信任何疾病都能被治愈，所以我发出了一个清晰的意图，一定要找到治愈方案！

在治愈的路上，我找过医学专家、疗愈师、诊疗师、整脊师、足部专家、运动专家、针灸师、草药医师，等等。我还买过特殊鞋及鞋垫。我还试过用情绪释放技巧将疼痛敲打出体外，还向我的保护天使祈祷，尝试过药剂、药膏，并且还上网搜索释痛良方。

一位足疗师给我做了一项足部类固醇注射，好歹将疼痛止住了一个月。复发后这位医生建议我做手术，但他也无法保证手术能够永久性地解决疼痛问题。所以，我没有选择手术。

我还找到一位江湖医生，他给我的右脚跟部注射了几次糖水，结果奇痛无比，成了我一生中最痛苦的一次就医体验。他说感觉会像是被蜜蜂叮了一口，但我感觉像是某只史前怪物的角戳进了我的脚，而且这只怪物的爪子跟那位医生的鼻子一样大。这次的疼痛令我永生难忘，我整天像只受伤的动物般呻吟着。

虽然这次诊疗依然无效，但我仍不会放弃，但凡有新的机会到来，我都会紧抓不放。当然，每个医生都有自己的诊断意见。有位女士说，我应该做手术。但是跟大部分好心人一样，她也不知道手术是否真的对我合适。所以我只好持续不断地清理，不断地行动，同时小心走我的每一步（确实，我每走一步都疼痛难忍）。

我该怎么办呢？

然后有一天，在一次为转型领导力会议成员所举办的夏威夷闭关中，我看见一张告示，说是海滩上有一场免费的气功治疗。我仿佛听见了"叮呼"一声响。免费与海滩，这两个词在我心中回荡。另外我其实曾经接触过气功训练，那是一种源于中国的内在疗愈艺术，有时被称为气功，所以我对这个东西非常好奇。我感觉很值得去试一试，仿佛这是一个源于灵感之念，于是我真的去了。

林春意是一位有着资格认证的气功大师，同时也是春林气功的创始人。在那阳光明媚的海滩上，他与我见面了，在场的还有另外几个人。我把我的跟骨骨刺与韧带拉伤的症状告诉了他，他眉头一皱，仿佛感受到了我的痛苦。我对他的诊疗其实没抱太大希望，因为他那痛苦的表情仿佛在说他也无能为力。然而，我的这些疑虑根本就是多余的，在整个诊疗过程中我几乎不用出任何力。他让我闭上眼睛，放松下来，聆听近在咫尺的海浪的声音，并且观想爱流向我的跟骨骨刺。我一一照办了。

我虚缝着眼睛偷窥了一下，发现春意先生站在我的脚畔，将他的指头对准我的跟骨骨刺。他的手不断地绕着小圆圈，将他的能量和意念都聚焦于我的脚上。就这样过了几分钟，我的时间观念也模糊了。我其实也没啥感觉，只是放松，顺其自然。大约过了15分钟吧，他停了下来，转向另一人。

当我离开海滩，开始走路时，我注意到我的步伐变灵活了，移动行走变得自如了。我不觉得自己是被疗愈了，因为我依然感觉到疼痛，所以我也没想太多。但在接下来的几天里，我的疼痛减轻了，而且我走路的能力大幅提升。这下我开始兴奋了起来。

我在团队离开夏威夷之前，又去找了春意先生，向他表达感激，并问他究竟做了些什么。他非常的友善，告诉我他只是为我的脚发送了能量。他向我要了姓名牌，把它拿在手里，说他会继续向我发送疗愈能量的。

那至少都是两年前的事了。现在的我，疼痛全无，无论是开车还是走路，都没有问题，甚至连健身都不在话下。脚跟处的鼓包依旧，那是我曾经跟骨骨刺的见证。我对自己的脚跟依然很爱护，但也仅止于此了，因为疼痛感已经全部消失了。考虑到曾经那难捱的疼痛，让我在那么长的时间内备受折磨，不得不说现在的状况真是一个奇迹！

而这个奇迹是如何发生的呢？

我下定了某个意图，发誓要治愈疼痛，然后我跟随灵感，在它的指引下我认识了春意先生，然后事情就搞定了。这样的组合，结合"秘密之镜"的创立，为我引出了奇迹般的结果。

但是什么力量允许了所有这一切的发生？我是如何从一片空无中创造出某物来的？我最终是如何疗愈的？

我认为这一切跟有意识的意图、跟神圣灵感，以及针对这两者采取的行动都有关。所以让我们再进一步，看看"荷欧波诺波诺"结合了上述元素之后，会如何运作。

第九章
吸引力法则 Vs. "荷欧波诺波诺"

一个清晰的意图——不是出自绝望或欲求，而是以一种小孩般的信任、信念与玩乐之心陈述出来——将会引出令人难以预测、难以谋划的美妙机遇。

——乔·维泰利博士

我的粉丝们喜欢《相信就可以做到》，以及我参演的电影《秘密》，却经常迷惑于如何将吸引力法则与"荷欧波诺波诺"两者结合。他们中甚至有人会认为我是在《零极限》当中向右急转弯了，无法理解我的这一转变。

但我自己却在此处看不到任何的冲突存在——我感觉它们两者相得益彰。我只是更倾向于说意图与灵感皆是我们可以自由选择的对象，而我当然是更喜欢选择后者。

让我来解释一下吧。

有一天，我正走过办公室前的门厅，参加一项市场营销教练计划，碰见一位教练，他问我："你有兴趣做一些其他的教练计划吗?"

灵感照亮了我的心海。

"我总是想要做一些与奇迹有关的事情，"我说，"或许我们可以来办一个奇迹训练课程。"

我们于是就此灵感进一步详谈，然后一周内我们就建起了一个专用网站。我们原本期待着在未来的 6 个月内吸引 50 名学员，哪知道一天之内就来了 500 个！

这就是灵感的力量！

在 2006 年，我举办了一次私人工作坊，名为"超越彰显"。其间我解释了三种显化你所期待的实相的方法：

1. 借由预设：如果你以一种无觉知的状态来生活，那么你将会默许自己的无意识以及他人的行为创造出你的生活现实。而这就是未觉醒的生活状态。

2. 借由选择：你可以有意识地陈述自己的意图，它会让你的身体、头脑以及心灵全部聚焦于一点，令三者同心协力地向一个既定方向运作。这种状态会比缺省状态要好一些，因为此刻你相对更觉醒，也更有力量。

3. 借由灵感：此处你允许神性或零状态向你传递灵感。它们仿佛全部来自于空无。如果你放松并放手，让自己处于觉知与觉醒的状态，你就能够接收到令你瞠目结舌的新观点。而这是一种令人超级振奋的、更加开悟的生活方式。

意图依旧强而有力。你可以为自己想要的任何事情下意图，但更聪明的做法则是允许神性来赐予你自己所希望的——或者更好——的选项。这就是让灵感来主导你的生活。

让我们从这个角度来看。意图源于你的小我，奠基于你的过往。它们是基于你的头脑认定为可行之物。这就意味着意图是基于你当前所背负的数据的。它们统统都是记忆的产物，它们的本质是内嵌的局限与规条。

另一方面，灵感则可以令你的头脑震撼。

灵感源于一切，即你可以称之为神性、零状态、上帝、道等。它涵括了你的头脑，却远远超越你的头脑。如此你方能超越自己曾经的一切想象。

觉醒的四阶段

还有另一种看待它的方法，就是从觉醒的四阶段的角度来看，我在《觉醒课程》中专门讨论过这一点。当我在创作《零极限》时，我不知道其中的第四阶段（那时的我自己还在第三阶段徘徊）。但确实存在着第四阶段，那就是与神性合一。"荷欧波诺波诺"能够帮助你到达那一点。

如下列出四阶段：

1. 你是受害者：大部分人都活在这第一阶段中。无论发生了什么，看上去都是除我以外每个人的错，或者至少是除我以外某个人的错。全世界都是我指责的对象，而我也乐于玩这指责游戏。大部分人都活在这一阶段中，正如梭罗指出的那样："那是无言的绝望的人生。"

2. 你获得掌控：电影《秘密》《相信就可以做到》，以及

《想有钱就有钱》这类书籍，全是关于重拾你的力量。你从中学会了下意图、观想以及彰显的法则。这很有趣——甚至会令人激动不已。但到了某个点上，你会迎头撞上某个你无法掌控的东西，通常是死亡或者某个严重的疾病，此处的你又被局限住了。而这将会为你进入下一阶段铺路。

3. 你学会臣服：这第三个阶段就是修·蓝博士教导我的"荷欧波诺波诺"阶段。你不再试图掌控世界，不再试图改变世界，你只是努力清除自己的意图，以便让灵感涌入。你开始信任一个已经在运作的计划与进程。你学会让自己调频进入源于神性的生命之流（它位于整个表相世界下面的最深层）。你开始信任它了。

4. 你开始觉醒：在这最后的一个阶段中，你的小我完全隐没于神性的心灵（消融于天心之中）。极少有人能够走到这步，但确实有人走到了。从外表上看你无法分辨他人是否开悟，这一步源于恩典。你没法强行令觉醒发生，你无法强行令觉悟发生。觉醒根本不取决于你，开悟亦由不得人。你所有能够做的，不过是清理，清理，再清理，随时做好准备而已。然而，再强调一次，吸引力法则并非被删除掉了，正如对于大学生而言，小学阶段还是必经之路。它是你进化，以及觉醒阶梯的一部分，或者就像近来戴维·霍金斯博士所说的那样，它是你的人类意识图谱中的一部分。它们之间本无矛盾，只是在不同的心灵层面上运作。

　　我经常说，吸引力法则就像是重力——总是在那里，无论你是否在意它——不停地发挥作用。只是它并非理解生命的全部。比它更强大的工具是灵感。

　　聪明的做法是腾出时间，允许灵感涌现。这一章就是如此来到的。我停下写作，抽一根雪茄（大概就是这么短的时间），然后放任我的思想漫游向四面八方。你可以称之为一个冥想或是向宇宙发送烟雾信号，但忽然间，我接收到一个灵感，要写上一段关于"奇迹训练课程"之始的故事。这感觉太棒了，于是我停下所有的事情，开始写这一章了。

　　请注意，我并没有打算要写这一章——我是接收到了灵感才写它的。两者之间的区别可大了。

我的灵感鸡尾酒

　　几年前，我决定成为一名歌手／词曲作家，因为这项任务列入了我的遗愿清单。我想在自己有生之年尝试一下。我有了这个意图，但那时候我还有着许多的数据、许多的心灵负荷。我不知道如何歌唱，如何弹吉他，或者如何创作歌曲，而且我还不确定自己能学会它们。毕竟，我在学校里被视为差等生，总是和一些失败者们坐在教室的特殊排，而且大学里面的所有课程我几乎都挂过。所以我从来都没有认为自己是聪明的，这叫我如何玩转音乐呢？

　　当然，我持续地清理。我不断地重复那四句话。我甚至还清理我在清理方面所遭遇的挫折感。我不断地坚持，不断地清理，让自己越发洁净。我把自己的内在魔鬼清理缩水成了一只小老鼠，然后再清理成轻声低语，再清理成几乎不存在的空无。

我还写了一些好歌，比如说《有问题吗?》，就是由"荷欧波诺波诺"所带来的灵感而来的，收录在我的第二张专辑《高视阔步!》中，公众在 iTunes 中评其为心仪之曲，让我感觉很骄傲的还不仅仅是这些，还有好几首原创被评为畅销金曲，比如《今天就是最好的一天!》(也收录在《高视阔步!》专辑中)。

我是怎样实现自己的心愿，从完全的门外汉成长为一名歌手兼词曲作家的?

我是将意图与清理结合在了一起。我让吸引力法则跟"荷欧波诺波诺"并驾齐驱。

我为自己调配了一杯灵性鸡尾酒，令我幸福得目眩神迷。当你听到这个故事时，你就能看见吸引力法则与"荷欧波诺波诺"协同并进的一个实例。

我的意图是要创造出某个作品，但在清理的同时，我也试着对意图放手。我在前面章节谈到的那四个人，我对他们也是用的同样方法：我的意图是想要帮助他们的生活，直面镜头，对他们一边清理，一边放手。

设定意念。

然后清理并放手。

很简单，是吧? 是的，这是一项均衡之举。你想要聚焦在你心仪之物上——但却无执着，无强迫，无须求，无绝望。如果心中有任何的负荷，你可以对它进行清理并释放。最理想的状态，就是让自己待在一种"这样岂不是很酷？"的心态中。

关于吸引力法则，人们通常碰壁之处，即在于想要弄明白这件事究竟是如何发生的。他们会设定一个意念，然后就开始疑惑，开始担心自己到底该做些什么，好让意图中的结果能够如期显化。

他们想要搞清楚这件事是怎么办到的——这种想法是错误的。

在《相信就可以做到》中，我写道，当你下定一个清晰意图之后，你的临门一脚即在于对此意图放手，放松下来，聆听灵感之声，在它的指引下采取行动。但这样的话究竟是什么意思呢？

让我用下面的故事来解释一下吧。

2012年，我和我的私人健身教练斯科特·约克聚在我家，会见了著名的健身运动员兼演员卢·费雷格诺（他曾领衔主演过《浩克》系列，这档电视节目非常卖座）。跟他在一起的这几个小时成了我人生中的最精彩时光。他真的非常迷人，而且开放。我永远都忘不了他，也忘不了这次聚会。

在此以后，我跟斯科特又开始琢磨，下一次该见谁了。

答案浮现了，传奇的化身：阿诺德·施瓦辛格。我俩都读过他的自传《全面回忆》，对他及其成就景仰不已。他那不断超越纪录的成功史令人瞠目结舌。即便是到了 65 岁，他依然未有减速的迹象。他有着新的目标、新的激情、新的计划、新的电影，他的背后似乎有着无尽的驱动力，让他一路向前，成就更多。

我们决定了，我们就想要见他！这就是我们的新意图。

但我们应当如何实现这个新意图呢？

我们可一点也没有为此事应当如何实现而发愁。我们没有制订计划，也没有四处打电话，或者找朋友引荐。我知道自己的一些朋友认识施瓦辛格，我完全可以伸出手去，摇动树枝，过一把寻求引荐的瘾。

但是我什么都没做，斯科特也是。

为什么呢？因为我们没有接收到灵感让我们去这么做。

当我说："放手，依据灵感而行。"我的真实之意是放下所有的执着、瘾（执迷）和对于结局的需求。而这是需要信仰和信任的。它需要你内心非常的清明，知道自己的意图将会显化，而这份显化有着它自己的节奏、时间与空间上的安排，而且还有着另一种可能性，就是说更好的替代品会出现，取代曾经的意图。所以我们才需要放手，不再质疑，也不再去控制它的发生方式。

这就是不执着——但这还只是方法中的一部分。

另一部分是，与此同时，当你接收到灵感的讯息时，行动吧！

有一天晚上，斯科特正在玩他的 iPhone，浏览下邮件什么的，他的小孩也是一边看电视一边玩耍。然后，斯科特发现有一封邮件，标题是："想见阿诺德吗？"

斯科特完全不敢相信自己的眼睛！以为这封邮件可能是个玩笑或者垃圾邮件，但他还是查看了一下，发现里面说有个本地人，跟电影圈打得火热，正在筹办阿诺德最新的动作片《背水一战》的首映式。他设立了一项竞赛，20 名获胜者可以观看首映式，之后还能跟阿诺德面对面（还能见到同台明星约翰尼·纳什维尔），进入私人性质的问答环节。

斯科特有点怀疑这件事不靠谱，但是他旳灵感催促他展开行动。

主办方要求每位参赛者写一段话，再附上一张照片。斯科特按照要求一一完成，然后就将整件事抛诸脑后了。当天晚上，他就收到了确认邮件，说："你赢了！"

他被告知可以带一位朋友参加这次活动，所以我就跟他一块儿去了首映式。我们跟其他一些人一起，问了阿诺德许多问题，关于电影（非常棒）、政治（很糟糕）、他的目标（有很多），关于未来（拍电影），关于健身（天天练）等。我们的意图圆满实现了！

你看出来它是怎样运作的了吧？

一个清晰的意图——清晰的陈述，却不带任何的绝望或需求，反而有着一种孩子般的信任、信赖和娱乐的精神——将会把你引向难以策划、难以预期的机遇，超越人力，浑然天成。我们的工作只是在灵感之声显现时，听命而行，就像我们刚才表现的那样。

这就是吸引力法则的运作方式。

你想要什么？你感觉成为什么会很酷？做什么会很酷？拥有什么会很酷？

阿诺德说他爸爸教导他要成为一个有用的人，而这份教导指引了他的整个一生，做一个有用的人。

什么样的意图，在你陈述时既会让自己感觉开心，又能令众生受益？这个问题简直要把吸引力法则累趴下了。所以还是放松吧，别去操心这一切应当如何实现，或者你必须做些什么才能保证它的实现。你只是等待灵感的召唤，然后顺势而为。

什么是你最慈心善念的意图？

将它陈述出来——然后放手，只是带着对于内在驱动力的一份警醒，留意来到你身边的机会。当你感觉到灵感的召唤时，行动吧——如是你的梦想必然成真。

此刻"荷欧波诺波诺"的助益就显现出来了，当你感觉自己陷入了执着、上瘾，或者对某种结果产生了依赖，就需要清理掉它们。你真正需要的是处于零状态，让你的意图变得可有可无，让你对自己的意图不再产生依赖。

修·蓝博士常说，你根本无须下意图。"你只需要做清理，让神性能够流经你就好了。"他如此提醒道。

但这话在我听来还是像个意图。

我有一次问他："如果你一直清理，会不会浮现出某个行动层面的指引，而你则顺势而为？"

"当然了！"他迅速地回答道，"随着你的不断清理，你就会清除所有的障碍，于是零会告诉你应该做什么。"

再一次，实践"荷欧波诺波诺"就是清除头脑中的杂草，清除传承的记忆，以便你能够听见灵感的呼唤。

随着灵感动起来

灵感有点像是来自于神性的指引。它比你的头脑层面深多了。你可以在自己的身体里面感受到它，感觉仿佛是有一个比你更宏大的存有希望你做某事，会在你的心里轻推着你。

举个例子，有一次我正在和威尔·阿恩茨共进晚餐，他是热门影片《我们到底知道多少？》的制片人。宾主尽欢时，我问威尔："你现在正在筹备下一部电影吗？"

"暂时还没有，"他回答道，"我还没有接收到我的出发指令呢。"

我明白他的意思。出发指令源于零状态，它会清晰地告诉你该做些什么。这种感觉有点像是电影《福禄双霸天》中的那段著名场景，其中一个主角不停地说："我们在这里，只是为了完成神指派的使命。"

我的一些歌曲就是如此来到的，它们是由零而发的行军令。那首《幽灵列车》（收录在《疗愈之歌》专辑中）感觉就像是凭空冒出来的。即便是资深音乐人听见这首歌的前半部分，都会问："这是什么呀？"它听上去仿佛是这个星球上的新东西。它确实是的，源自于灵感，是灵感送给我的礼物。当然，在灵感来临时，我也可以拒绝，将它录制出来。但是，我的决定是听从，将它写下来，唱出来。

我的许多书也是如此来到人间的。显然，在《零极限》的背后，是有着神秘力量推动的。它远超我自己的能力范围所及。那本书只用了短短两星期就完工了。我感觉自己更像是个速记员，而非作者。有一只看不见的手在背后推动着，令我才思泉涌，指导我的遣词造句。那是我唯一一本重读的自己的作品，因为我感觉像是另一个人的作品。当然，它确实是我一个人的作品。（修·蓝博士被列为合著者，但他在公开的现场直播中坦然承认，他从未读过那本书。）

再一次，下意图并没有什么不好。

但是，一个更高端的生活方式则是不断地清理，直到灵感出现，然后把这个新灵感当成是自己的新意图。把这个受灵感启发的新意图当成是你的行军令。到了那个点上，所有你需要做的，不过是一边行动，一边保持超然的不执着态度，对于结果完全臣服，一边不停地清理。

这就是打开通向觉醒之路大门的密码锁之钥——你有欲

求，同时你又没有欲求。你有意图，同时又没有意图。你想要某物，同时你又不想要。当你在追求受灵感启发的意图时，你的心态却是全然地放手。

当你开始拥有如此坚定不移的信念时，即便自己毫不知情下一秒种将会发生什么，却敢于相信当下和此刻中的一切存在，那么你距离零状态就又近了一步。如果你感觉这么做有困难，那就运用"荷欧波诺波诺"来清理所有的障碍。所有的疑惑以及不确定之感不过是你电脑中的数据而已。清除它们，你就会自由。

一旦你自由了，你就能够拥有任何你想要的东西，可以做到任何你想做的事情，可以成为任何你愿意成为的样子，但凡你想象得到的心愿都能够实现——但或许你会足够聪明，不再自行谋划，而是转而选择神性对你的一切设想。

记住，持续地清理，再清理将会移除心灵中的一切障碍，允许某个更加宏伟的存有降临。

清理，清理，再清理！

第十章
放下意念比设定意念更重要

你并非总是能区分辨别的。很容易我们就把它弄混淆
了，以这种或那种方式，迷失了航向。清理，清洗，或者
祈祷，每当某个冲动升起时，无论你认为它是源于小我还
是神性。

——修·蓝博士

我曾经跟加兰·兰德瑞博士一块儿吃过几次饭，他是一位
杰出的前沿量子场域心理学家和能量疗愈师，他的研究成果被
引用在广受高度赞誉的电影《我们到底知道多少?》当中。他
是一个迷人的家伙，是一位深刻的思想家。

在我们的一次对话中，他谈及思想和意图是两码事。他的
这一论点吸引了我，因为这跟我自己的研究得出的结论恰好吻
合。我让他深入地解释一下这个观点。他说，意图是你生命的
背景，而思想则在那背景之上来来去去。

他的这个说法跟我在练习白板冥想时的经历惊人的相似！
当我练习白板冥想时，我会先在心中下某个意图（也有可能是

灵光一闪），然后我会进入白板，并在它那广阔无垠的空无中释放这个意图。（我已经把白板冥想列于附录 B 中了。）此刻任何的念头都是浮云。我们不再需要它，亦无须关注它。

然而，兰德瑞还提供了后续的强大改进步骤。他进一步告诉我在他的量子冥想中，人们可以取得更快的成效，如果他们操练如下三步的话：

1. 定下某个意图。

2. 放下那个意图。

3. 将念头集中在诸如"是的，是的，是的"，"我爱你"，以及"我是如此蒙受祝福"这样的语句上。

这样的做法也许乍看之下对你意义不大，直到你发现，兰德瑞参与了数百项科学研究工作，皆证明此法有效，证明这个新颖的冥想显化法确实有作用。

其关键点有二：

1. 放手比下意图更重要。

2. 正面语句会创造出一股能量旋涡，及引来正向的事物显现。

当我们在晚餐期间进一步讨论这个问题时，我们达成共识，即是意图并没有我们最初想象的那么重要。是的，心怀善念，发出美好的意图不失为一种良好的尝试，但却并非必不可少。通过让自己潜沉进入生命的背景能量场，并且让自己的思想环绕聚焦在正向语句上，你会自然而然地创造出符合自己的最高利益的境况。

　　换句话说，通过学习范式转换（转变自己的基础信念与看待事物的眼光），让自己聚焦并见证当下此刻的奇迹，将会带领你随顺生命之流，于是奇迹将会成为你的生命常态。

　　当你安居于此时，谁还会需要意图呢？

　　我们一致同意，进入这神圣的被祝福状态的最佳方式之一，即是感恩。我在自己的多个作品中都多次提到过感恩。当你对于当下此刻的某事、任何事产生感恩之心时，你就成功地改变了当下此刻所散发的频率信号，于是你的未来也将会吸引到更多的让你感恩不已之物。

　　简言之，你当下的感受会吸引来你下一刻的体验。我经常说，你现在带着情绪情感所思所想之物，很有可能显化在你未来的三日之内。

　　不管以哪种方式，你都会或多或少，通过自己最具能量的思想，带出你所经历的未来。

　　这并非什么新东西、新观点——不过是最基础的吸引力法则，提醒我们时刻留意自己的思想。但当你更多地将自己的思想聚焦于正向语句周围——比如说，"是的，是的，是的，"以及"我爱你"——时，你就越发地提升了自己的内在能量振频，从而吸引更多的奇迹进入你的生命中。

　　在这个秘法中还有更多的内涵。

　　一位朋友曾经给我写来电邮，说："神性想让我不停地写。"然而他所写的全是充满评判与负念的话语。这些话语有可能是神性所言吗？

另一位朋友有一次说："我的守护天使不想让我有钱。"真的吗？这样的话真的是出自守护天使之口吗？

无论你想要显化的背景意图是什么，请将自己的思想提升到你可能想象的最欣悦、最振奋的高度。尽可能地，让你的思想充满爱，充满正能量，让乐观主义的精神遍布你的觉知。这就是为何现代版的"荷欧波诺波诺"总是让人聚焦在"谢谢你"以及"我爱你"这样的语句上。它们能够帮助你归零并安住于零状态。

如何区别灵感和记忆？

让我换个角度来解释这个问题：

你的意图就仿佛是画布上的一幅图案。这幅图案是你希望显化的——所以当你望向这幅图案时，你的念头最好是正向的、积极的，如此方能促成你所渴望的显化。你的整体态度应当是类似于："我的意愿臣服于你的旨意，愿你的旨意能够成行。"

没有压力，没有最后期限。

当然，每当你获得灵感启发之时，你还是可以相应地采取行动，但此刻的你已不再是被自己必须做点啥的念头所驱使了。

在我创作《相信就可以做到》时，我坚信自己必须下意图。因为它可以将你的能量引向你所中意的方向，并且能够帮助你聚焦。但在练习"荷欧波诺波诺"几乎十年之后，我有过了几次顿悟的经验，然后我意识到意图本身就有可能成为限制。

我有一次上一个广播访谈节目，主持人问及我的下一年规划。若是放在过去，我肯定会回答一些美妙的计划和目标。但那一天，我回答道："我不知道。无论我现在说出什么样的远景规划，它们全部都是基于我的过去经验，它们限定了我对于可能性的领悟。所以我现在宁可放手，让神性为我带路，我倾向于敞开接受神性给我的惊喜。"

在真正的现代版"荷欧波诺波诺"中，你的清理目标是让自己能够听见神性的声音，而非你自己小我的意图。

毕竟，难道神性所知还不如你那位因循守旧的小小自我？

修·蓝博士对于意图有着他自己的观点。我有一次送给他一份电影《秘密》的拷贝，这部电影改编自《吸引力法则》，非常叫座。他接受并微笑着说："我会把它放在架子上的。"

我有点吃惊。但随着我的不断成长，我开始越发理解他了。对他而言，意图即限制。因为意图全是些程序，全是些记忆。他可能更倾向于建议："你无须下意图。允许神性来赐予你惊喜吧。"

但我觉得他可能没想明白这一点：想要跟随灵感的指引，

这本身就是一种意图。换句话说，你或许会如此措辞："我的意图就是跟随神性赐予我的灵感。"

所以它还是一个意图，不过比其他的意图更精微了一点。

让我这么说吧：我创作这本书的意图就是要让神性透过我来说话。

这是一个受到灵感启发的意图，但它还是一个意图，尽管它源于灵感，或者说它允许灵感的自由流动。当我写作本书时，我不断地问自己的较高自我："这是你想让我说的话吗？是这样的吗？"我一边写，一边不断地核对，确保自己与受灵感启发的意图保持一致。

我知道这样说你可能还是会感觉有点迷糊，所以让我再跟你分享一个洞见吧。

有一次，我和修·蓝博士行走在土路上，我问他："你是怎样知道记忆和灵感之间的分别的？"

换句话说，你是怎样辨别你的心愿是来自于你的小我、记忆、程序，还是源于神性的灵感？

修·蓝博士毫不迟疑地回答道："你是不知道的。"

"那么我们应当怎么做，才能知道什么是正确的当为之事？"

"清理，"他说，"我会对我的决定清理三次。如果之后还是同样的答案，那我就跟随它了。"

清理，清理，清理。

第十一章

你要许愿盒，还是礼物盒？

> 当我开始放弃小我对于生命的掌控时，我说："好吧，神性。凭我之力，我的生活过得实在不咋地。帮我从困境中解脱吧。为我指条路，我会跟随的。"从那一刻起，我找到了人生的自动扶梯，并一路乘坐，直到今天。
>
> ——乔·维泰利博士

比尔·菲利普斯是一个传奇。他写过 3 本超级畅销书，创办了著名的"为生命而健身"健美锦标赛，为世界带来革命性的营养产品，改变了无数人的生命，并为"许愿"基金会捐赠了数百万美元。时至今日，他依然在克罗拉多州的丹弗基地为人们提供支持，帮助他们获得美妙的健康，实现健美的心愿。

10 年前，我参加了他的"为生命而健身"健美锦标赛，我一口气参加了 5 轮，一年时间奇迹般地减掉了将近 100 磅！他改变了我的生命！打那以后，我俩就成了最要好的朋友。后来，我参加了他的"转型营"，那简直是从头到脚的改变。

现在我已经 60 岁了，却依然在他的帮助下再度改善着我的身体。

我们有一天在一起共进午餐，同桌的还有他那美丽的妻子玛丽亚（她依据比尔的健身方法，6 个月时间减掉了 60 磅），席间他提到了一件令人震惊的事情。

"我知道我会赢得一枚（美国橄榄球）超级杯大奖赛指环，"他说，"我不知道这当如何成真，因为我从来都没有正式地在著名赛事中踢过球。我只是许多运动员的教练和辅导师。但我就是知道这件事情会成真，尽管我提不出任何的证据来支持我的这份信念。"

然而，奇迹果真降临，1998 年的 6 月 15 日，在赛事颁奖典礼上，比尔被叫上台去，组委会为他授予了超级杯指环，以表彰他对获胜球队的大力支持。他的梦想成真了。

但这件事还没完——一年之后他又拿到了第二个超级杯指环。

"这件事情"，他说，"让我觉得人生就象是个许愿盒。"

我觉得这件事很有趣，所以决定深入探索一下。

"你是打算（做点什么事情来）赢得它呢，还是只是一个预感?"我问道。

作为一名深刻的思想家和实修冥想者，比尔向人们传授转变之道（他还写了一本书，名为《转变之道》），他知道生命之深邃，远超眼前所见的色相世界。他望向我，带着微笑，思考着这个问题。

我进一步地阐释心中所想。

"奥普拉说她打小就知道自己就是会成功。安·兰德在6岁时就已经接收到自己一生宣讲的大部分哲学思想了。而我也总是知道自己会成为一名作家。"

我继续说道:"我曾经问过朗达·拜恩同样的问题,她是热播电影《秘密》的制作人,我曾问过她是一直想要制作这部电影呢,还是接收到了灵感,但是她没法回答清楚这个问题。她说她只是'将这部电影召唤了出来'。但那个创作的念头源自何处呢?是我们谋划出了这些梦境,或者我们只是调频接收到了自己的命运?"

"这个问题真棒,"比尔说。

"或许我们应当少花时间来谋划,多花时间来接收。"我建议道。

他爱这个理念。

我觉得这个理念太重要了,所以此处我准备重复一下它,把它当作某种格言警句:

或许我们应当少花些时间来谋划,多花些时间来接收。

持续清理,让神性为你带路

当我持续实践"荷欧波诺波诺"并让自己变得更清晰之后,我发现在我们每个人的生活中其实都有一股潜藏的生命之流。换句话说，那种感觉就像是神性为我们每个人其实都做出了最好的安排（为我们预定了一个完美的计划），而我们其实是可以通过调整自己的频率，让自己接收到它的。

如果神性正在试着指引我们，我们理当保持安静，好让自己能听见神性的耳畔轻语，感受到他的轻推。这就意味着我们需要更多地进入平静，更多地练习冥想，更多地倾听花草树木，倾听大自然的声音。

我有一次看见修·蓝博士站在地里，双臂环抱，凝望着一些野草。当我问他在干什么时，他回答说："我在倾听。"这种事情常见于他。他经常走在花园中，倾听树木花草的声音。这是一种古老的夏威夷传统，不仅仅只是让人尊敬各式各样的生命形态，还要让你切实地聆听，聆听它们可能向你说的话、向你传递的信息。

请记住，你当下的实相只是此刻你发生的事，是根据你过去的记忆和信念而来。你处于自动驾驶模式，你的未来某种程度上是可以预测的，因为任何人只要客观地看看你现在的状况，就能大致看出你接下来会走的方向。然而，在这个程式之下的，是神性规划的人生道路，等着你去发现。

偶尔会有人请我根据他们的能量场读出他们的未来。这很容易，因为大部分人脸上都写着他们的资讯。他们的信念和记忆全显现在那里，所有人都看得见——当然，是除了他们自己之外的所有人。我们通常看不见自己的资讯，因为它们跟我们靠得太近了。

难怪修·蓝博士可以坐在那里向大家描述他们的未来——未来会出现的大部分状况，都是他们现在相信的一切造成的。是他们的记忆在播放未来的场景，而不是灵感。对他们来说，那是资讯，不是神性。

修·蓝博士在一次零极限活动中说："当你清理时，你就改变了自己的路。"

当你实践"荷欧波诺波诺"时，你就清除了潜意识（尤尼希皮里）中的资讯，让你走上神性正在等你的回家之路。你将较低自我中的程式清除后，你的较高自我（欧玛库阿）就能引领你的路。

在那次和比尔·菲利普斯共进午餐时，他的太太玛丽亚问我在 20 世纪 70 年代末如何从困境中摆脱。她对我从破产且默默无闻，到现在拥有富裕的生活和较高的社会名望的过程非常好奇。

我告诉玛丽亚说："我到图书馆看书，去参加免费的演讲，不断地学习各种自我成长的方法，并且不断地处理和改善我的自尊问题及限制性信念。"

最后我也领悟到，当我不听从内在的指引时，日子就会很糟糕；而当我"听话"时，一切就会顺利很多。这个内在的指引，就是神性在为我带路。

在实践"荷欧波诺波诺"近十年之后，我确信夏威夷人拥有一项很棒的清理工具，让我们能够听见内在那个平静微弱的声音，无论我们称之为神、神性或大自然。

而一切就是倾听这么简单。

与其说生命是个许愿盒，还不如说是个礼物盒。比起将你的信念放进盒子里，更聪明的做法是把头伸进盒子里，看看里面到底有什么礼物。你想要告诉神性该怎么做，还是想接收神性为你准备好的礼物？毕竟就像修·蓝博士所言："神性不是你的门房。"

比尔不知道该怎么获得超级杯大奖赛指环，但是他得到了，而且是两次。

我不知道该如何成为作家，但我做到了。

是的，你可以为自己的愿望和要求祈祷，并假装意识自我（尤哈内）知道什么对你最好。然而，当神性是一切魔法和奇迹的源头时，你又何必这么做呢？当你懂得将控制权交给神性，遵从神性的提示和预兆时，结果肯定会让你惊喜不已。

持续清理，并接受神性给你的惊奇。

收下这份礼物吧。

第十二章
"不吸引"的技巧

数据在说话，而且它通过你在说话——于是你丧失了所有的控制权。

——修·蓝博士

你最深的恐惧是什么？

这个问题来得非常突然，而且很深刻，令我措手不及。或许是因为我还不太适应晚餐时分进行如此哲学与心理学意味浓厚的讨论吧，而且和我共进晚餐的还是我虽初识却仰慕已久之人。或许因为是卢·费雷格诺正在向我提出这个问题，或许是因为和这位我童年时代的偶像级人物共进晚餐，依然令我谦卑不已，无法相信童年的梦想居然能够成为现实！我实在无法相信这位超级英雄——如山般的巨人，却有着温柔的灵魂以及深刻的思想——正坐在我身边，问我如此深邃的问题。

眼见我长时间沉默不语，他终于忍不住鼓励了我一下："说吧，你知道答案的。"

"我怕失败，"我脱口说道。

卢笑了。

"你害怕自己会失去一切。"他带着理解说道。

"我还以为自己不怕呢,"我坦承,"但显然这份恐惧仍在。"

他承认他也有恐惧。在某种程度上他害怕在公众面前演讲。因为他从小就有听力障碍,所以总想让自己能够听见,也能够被别人听见。如今他已经可以勇敢地直对数以万计的听众演讲了。他还承认他害怕溺水。

在"荷欧波诺波诺"中,恐惧只是一个程序。就像软件一样,被设置在你的头脑里——无所谓好坏。莫娜,以及修·蓝博士,常将人们比作计算机,只是大部分人都不知道自己被预设了程序。我不知道莫娜是否已经开悟。夏威夷人将她视作珍宝,但这也不能证明她已然觉醒。我打赌她也有尚未清空的预设程序。

运用清理祈祷文,消除害怕失去一切的恐怖

卢的恐惧只是一个预设程序,我的亦然。幸运的是,你能够通过重复莫娜传递给我们的清理祈祷文,轻松愉快地将恐惧清空,就像清空其他你不想要的负面情绪一样。当然,为了达到最佳的清理效果,我们最好是大声读诵,四遍为宜。

我没有和卢讨论"荷欧波诺洷诺"的问题,因为我俩聚在一起是想要讨论我们的共同兴趣点,富有传奇色彩的健美运动员,演员史蒂夫·李维斯。"荷欧波诺波诺"并没有进入我们的话题中,但若是我们有机会详谈"荷欧波诺波诺"的话,我

们就会有共同的机会清理双方心中的恐惧程序，而具体过程有
可能会是如下的样子：

> 我就是这样的"我"，
> 我从虚空进入光明，
> 我是空无，
> 是超越一切意识觉知的空无，
> 我是"我"，是万相，是一切。
> 我在水面上画出一道彩虹，
> 那是问题永无止息的心智。
> 我是无形无相的清风，
> 携带着无可描述的创造原子，
> 我就是这样的"我"，
> 圣灵，超意识，请追溯我的感觉之源，
> 追溯我害怕失去一切的恐惧思想之根源。
> 将我存在的每个层面、层次，领域和面向带入这个根源。
> 用神的真理分析并解决它。
> 请穿越时间及永恒中的世世代代。
> 疗愈因这个源头而起的每个事件及相关的种种。
> 请遵循神的旨意来进行这所有的疗愈，直到我处于当下，
> 充满了真理之光。
> 充满了神的平静与爱，直到宽恕我所有的妄念和错误认知。

宽恕造成这些感觉和想法的每一个人、每一个地方、每一个情境与事件。

平静属于你，我所有的平静。

这个平静就是我，

这个平静即是我，这个平静就是我当下之所在。

这个平静常在，从现在到未来，直到永远。

我把我的平静赠予你，让我的平静与你相伴。

不是外在世界的平静，只是我的平静。

大我的平静。

通过非常真实的方式，你可以练习反吸引，借用清理祈祷文，如上所示。当你头脑中的某个程序被激活时，它就会吸引来你所爱、所恨或恐惧之人事物——正是你的情绪将它激活。但当你释放了这段程序，打个比方，令其失效，那么你就能释放自己，进入当下此刻，融入当下的喜悦，并允许神性赐予你灵感，甚至唤醒你。

现代版的"荷欧波诺波诺"就是释放掉所有的程序，以便你能够与神合一，或者你可以称之为与零合一。

而诀窍就在于当你觉知到程序出现时，毫不犹豫地删除，这样神性就能够来到你，甚至流经你。

到那个点上你就可以说，正如卢·费雷格诺在某次健美比赛结束后所说的那样："现在我可以吃我的蛋糕了。"

第十三章
新的清理方法

完全负责意味着接纳所有，甚至那些步入你生活中的人们，以及他们的问题，因为他们的问题就是你的问题。他们出现在你的生命中，要是你对自己的生命全然负责，那么你也要对他们经历的一切全然负责。

——乔·维泰利博士与修·蓝博士

凡是参加"荷欧波诺波诺"工作坊的学员，主办方都会让他签署一份保密协议，这也是我不能在与修·蓝博士合著《零极限》时揭示所有的工作坊所学之秘的原因。直到后来，我跟修·蓝博士合作共同举办工作坊时，我才无须签署保密协议了。我拥有对于这些秘技的版权，所以现在能够向你说出"荷欧波诺波诺"的深层之秘。

在《零极限》中，我主要是给了你一个方法——四句法。那四句话有点类似于咒语、祈祷或祈请。它们是整本书的焦点所在。我在此会再度介绍它们，并且深入讲解，然后再超越它们。

是时候了，可以为你揭晓"荷欧波诺波诺"的高阶秘技了。

每次我跟修·蓝博士相处时，我总是被他反复提醒，关于《零极限》与"荷欧波诺波诺"背后的基本原则：

除了清理，无事可做。

你清理得越彻底，你就越能够从神性处接收到灵感。

记忆和灵感之间我们只能是二选一，而通常情况下我们的选择都是记忆（数据）。

唯一的清理对象就是你内在的感受。

唯一的目标就是自由——进入零状态。

知道这些基本原则是一件事，活在其中却是另一件事了。这就是为何我们可以运用书籍、CD、DVD、清理工具、研讨会，以及私人辅导等形式不一的方式，来提醒我们所有的工作皆发生于自己的内在。

世界由数据构成，而我们需要清理的就是那些数据。但我们只可能是经由内在才能感知到那些数据。换句话说，根本没有外在这一回事。整个宇宙都在你之内。你于内在经验到所有的问题——这也是清理所需要发生的场所。

精确有效的清理五要素

但清理的正确方法是什么？如果清理乃是人生的头等大事，是整个《零极限》的核心所在，那么我们如何才能恰如其分地进行清理呢?

尽管没有所谓的单一的正确路径,但我还是找到了如下的五点核心理念,它们为我提供了优质的服务,并且也为操练者带来诸多益处:

1. 注意到某事不对劲了。这有可能是由某思想、某人所引发,某物、某情境,或者某事件所引发。这就是刺激物。在《零极限》之前,你会把这个问题归于外在;在《零极限》之后,你会意识到它原来是个内在问题。没人能让你生气或发怒,你的反应都是从内在升起的,只是你将之感知为源于外在。无论那个问题是什么,第一步始终是注意到你自己感觉不爽了。你生气了,发火了,担忧了,害怕了,或者其他种种的情绪感受升起来了,而它们统统可以归类为感觉不爽了。

2. 开始清理这份感觉。不是让你清理那个人、那个思想、那个情境,或者任何外在的东西,问题只限于内在。我是那个感知到问题的人,我是那个必须做清理的人。而清理的方式很简单,只需要说"我爱你,对不起,请原谅,谢谢你"。你说这四句话的顺序可以随意。我每次都是一边感受着问题,感知着问题,一边不停地在心里说这四句话。而我说话的对象则是神性,我是向着神性说这四句话。

3. 你还可以使用其他的清理方法。比如说,修·蓝博士曾经解释过蓝色太阳水及其功效:找一个蓝色玻璃杯,各种蓝都行,注入普通的自来水,然后将此瓶放置于阳光下或灯光下

（不可置于荧光灯下）15到60分钟。这个过程能够将水太阳化。你可以将它加入饮用水，或其他各种用途的水中。将它用于给宠物补充水分或者用于烹饪都很好。我还喜欢将它加入我的洗衣液中，我甚至在旅程出发前还将它喷洒在我的汽车轮胎上。蓝色太阳水是一个很棒的清理工具。你可以喝它，或者任意地使用它，就像使用普通水一样。

4. 放手，直到你接收到新的灵感。修·蓝博士有一次告诉我他在做决定之前会清理3次。如果3次清理之后得到的答案依然如故，那么他就会信受奉行。这就意味着如果我产生了某个冲动想要做某件事情，或者想要以某种方式来解决当前的问题，我应当对此冲动做3次清理，然后再行动。这样才能进一步保证你所采取的行动是源自于灵感，而非记忆。

5. 重复以上进程。

每个人都想要清理的快捷方式，以到达零状态，我也是这样的。但这份迫不及待感本身就是绝佳的清理对象。当下就想要，正是典型的记忆回放，不断催促我们立刻获得愉悦满足。这就是数据。神性可是没有时间与紧迫感的。想要事情进展得更快，快过它自然展现的速度，本身就为我们提供了一个上品良机，以供清理。

我总是不断地清理，因为这让我感觉更轻松、更喜悦、更开心，也更健康。这是我移除数据的快车道，令我的存在状态更清净，更加接近于神性。而且这个方法实在、简单、不费劲，同时还完全免费。

修·蓝博士教过我们许多种清理方法，同时我也学到了，清理方法其实可以被现场发明出来，并在灵感指导下的临场发挥。

举例来说，在最后一次的零极限工作坊中，有人说清理就像是心灵的神奇画板玩具。修·蓝博士对这个说法非常赞赏，他说："我喜欢这个比喻，心灵的神奇画板。你的心灵画板上写着许多数据，包括你的各种问题，然后我们就来摇晃它吧，晃到它消失。我爱这个比喻。我准备把它当成一个全新的清理工具来使用。当我遇到问题时，我会将此问题写在我的神奇画板上，比如说：'生命的意义是什么呢？'好了，问题写上去了，然后我们就来摇晃它吧！摇一摇它就消失了！太棒了！我自由了，我自由了！"

另外有一次，修·蓝博士看见了我的名片，我在《零极限》书中秀过那张名片，上面有着我的靓车照，车名弗朗辛。他说这张名片也是一个清理工具。

"是吗？"

"是的，"他说，"你可以观想自己的问题，然后用这张名片的锋利边缘将它切碎。"

我的名片真是一项清理工具吗？我不知道，而且直到现在我都不知道。但是修·蓝博士认为它是，而我也经常用它来帮助我清理生活中出现的问题。

雪茄能当清理工具吗？

什么？雪茄是香烟呢！香烟不是有害健康的吗？

但在修·蓝博士眼中雪茄却能够变身戓为和平烟斗（北美印第安人用它来表示和睦）或者涂抹棒。我有一次听说约瑟夫·墨菲（他是我喜欢的新思潮作家之一）喜欢抽雪茄。他会说："我在向神灵发送烟雾信号呢。"我喜欢他的表达法。所以我现在抽雪茄已经变成一种冥想了。我会惑觉非常放松，享受，进入深层的状态。

这让我想起一则故事：

一个和尚问师父："我能在祈祷的时候抽烟吗？"

师父回答："不行！"

于是和尚聪明地再问："那我能在抽烟的对候也祈祷吗？"

这次的答案是："可以！"

所以全都不过是看法问题，就看你对事物怎样理解了。

当我在为上一次的零极限工作坊录制网络促销视频时，我引领观众们进行了一次全新的清理。

我让他们将自己当前所面临的问题想象戓为一个能量场，无论那问题是什么，只需将之观想为一个能量场就好了。其实它真的也就是一个能量场，也有人将它称作思想形态。

然后观想出一把刀。用这把刀来切割那个问题能量场，将它切碎。随着问题能量场域的破碎，你确实能感受到它在消融。（在那个视频中，我用的是一把风霸刀，那是西藏的祭祀专用刀。）你也可以依样画葫芦。

本质上，你可以运用任何东西来作为清理道具或工具，甚至于这本书也是一项清理工具。你可能已经注意到了，本书的前几页中有一段祈祷文。它祈祷的是清理本书，以便当你阅读本书时，它能够清理你。或许你已经感受到这份清理了，或许你还没有，但清理确实正在发生。

其实问题只在于你的信念系统。

有一天琳达·曼策，一位来自加拿大多伦多的传奇吉他匠人，准备向我出售一把她手工打造的吉他，二手吉他，最高端的那种。我已经买过她的三把吉他了，我知道她创造的都是精品。于是我要了一张吉他相片，发给我的朋友兼顾问马修·狄克逊。他只看了一眼，立刻就说："这把吉他是一项清理工具！"

真的吗？

现在这把吉他归我所有了。我给它取名为玛瑞琳，因为她那独特的曲线，而且我承认她的气场很不一般。我爱她！马修跟我一起拿她来演奏，用于我们的第二张专辑《归零》。我们都认为她很特别！

但她真的是一项清理工具吗？

当修·蓝博士说我的名片是一项清理工具时，我就真把它当作清理工具来使用了。我在《零极限》一书中专门讲过它，然后从那儿开始人们就经常问我要名片一览。

比如说在俄罗斯，我的工作坊学员就让我使用名片给他们做清理。他们想让我冲着他们挥舞名片，仿佛那东西是个圣物似的，带着魔法的力量。我照做了。但我知道力量源于他们的信念——而不是我，也不是这张名片。

同样的道理也适用于风霸刀。它们的历史久远，浸淫在无数的文化典故中。但你仍然可以简单地观想它，也能取得同样的成效——就在你的心灵之眼中观想它吧。

当我在创作第二张 CD 专辑《高视阔步！》的时候，我决定运用一个想象练习，帮助我的专辑大获成功。我去了一家图片社，请他们把我的照片放到《滚石》杂志的封面上去，目的在于打造一张逼真的权威杂志封面，然后我天天看着它，以此为我的心灵输入直达成功的程序。我记得杰克·坎菲尔德和马克·维克多·汉森用过这一招，结果他们的《心灵鸡汤》成了畅销书榜中的奇迹。

记住，是你在心灵层面的工作，是你运用心灵能力所进行的工作，以及你为自己的心灵层面所做的工作才重要。奇迹发生的关键在于清理掉自己的数据。如此方能为神性腾出空间，让它的神圣临在能够进入你的生命。所有那些你真心感觉有清理作用的东西就真的会发挥作用，因为你相信它们会如此，你的信念为它们赋予了力量。想想前文中提到的安慰剂的作用。

你的心灵能力强大到不可思议。每当你相信某物能够成为一项清理工具时，你其实是征用了你的心灵能力。当然，到达某些特定点时，你会想要超越心灵，直入零状态。我们很快就会谈到这一点。

什么才是真正的清理工具？

有一次我跟修·蓝博士一起上了一个广播电台的节目，有个人打电话进来，向我俩挑衅，他的态度非常恶劣，简直就是存心找茬，鸡蛋里挑骨头。他的态度激怒了我，但修·蓝博士却无动于衷。我想："怎么有人会恶劣成这个样子呢？"我实在是想不通啊。

在一个广告片中我说我为修·蓝博士感到不幸，因为我实在没有预料到我们在节目中会遇到这样的不友好的问题。我为此向每个人道歉。修·蓝博士回答道："那事与那人无关，那完全是程序在背后操控。"

那事与那人无关，完全是程序在背后操控。

我的脑海中电闪雷鸣，修·蓝博士的这句话烙在了我的灵魂深处。

每当我们问问题时，包括我前面问自己的，关于什么是清理工具什么不是，其实都是源于程序，或源于数据，它们遮挡在零状态的上面，令神性的面目显得模糊不清。

同样，当人们在我们面前出现了种种生气的表现——大喊大叫，或者哭泣——他们会有这样的感受是因为他们的能量场域中出现了病毒，出现了不为他们所掌控的程序。他们不知道这一点，这是很自然的，因为是程序在掌控着他们。他们成了程序（病毒）的寄主。

面对这样的情况，你可以运用任何你所拥有的清理工具，或者接受灵感的指引自创出一套清理和释放程序的工具。

当我在写作这一章时，我接到了一位朋友的电话。

在接听她的电话前，我感觉欢乐，精神饱满，非常享受创作的过程。但我的朋友却情绪低落，当我耐心地倾听完后，不一会儿我也开始感觉情绪低落了，我感觉自己陷入了她的流沙当中。我从感觉强壮与清晰，变成虚弱与沮丧。

发生了什么事情？

当我的朋友打来电话时，我也被这个病毒感染了——被那程序感染了——就像一位在门诊部候诊的小孩交叉感染了其他候诊病人的感冒病毒。虽然我做了多年的清理工作，但还是不顶用。所以当我注意到这一点时，感觉心烦意乱。但我紧接着就意识到了，我必须对自己的心烦意乱做清理。

对一切事情进行清理，正是秘诀所在。你在任何时刻都保持清理，而清理工具的选择则可以随心所欲。无论你的情绪怎样，平静还是沮丧，你都要持续地做清理。

比如说，当你读到这一段，然后你想："我不想要对任何事情做清理。"

对此念头做清理吧。

"我不想要对它做清理。"

清理它吧。

"所有的清理都只是在浪费时间。"

清理这个念头吧。

"要是清理无效怎么办?"

清理这个怀疑的念头吧。

"清理若是产生成效了又如何?"

清理这个念头吧。

"我感觉很好,所以我无须清理了。"

清理这个念头吧。

"干吗要清理呢? 我已经感觉挺好了呀?"

清理这个念头吧。

"我不理解。"

清理这个不理解的念头吧。

"我想让你来为我做清理。"

清理这个念头吧。

"雪茄烟不可能是一项清理工具!"

清理这个念头吧。

你现在明白我的意思了吧?

你无时无刻地清理,每时每刻都在清理,无论有没有什么问题触发了你的清理。

"但若一切安好，我干吗还要清理呢？"

不断地清理会让你的前路更坦荡。

我如今的生活很顺畅，尽管它过去并非总是那样，因为我花了大量的时间来清理它。我没日没夜地清理，包括现在，当我在为你写作这些文字时，我依然在清理。当我清理时，就像是一部道路清洁机，趁着夜色将道路打扫得干干净净，于是第二天清晨你可以很舒服地在上面开车。清理让我的人生道路更清净，你将在后面的一些故事当中读到它。

再一次，任何东西都可以被月来当作清理工具。我相信我的琳达·曼策"玛瑞琳"吉他就是一项清理工具。我也相信我的专辑《太阳将会升起》的封面就是一项清理工具。修·蓝博士相信我的名片也是一项清理工具。

那么什么是真正的清理工具呢？

任何你相信是的东西，就是你的清理工具。

第十四章
当有人按下了你的情绪按钮……

　　所有你需要做的，不过是对着镜子，爱上你自己——
无论世界上其他人对你说什么。

——乔·维泰利博士

　　这里有些事情，你可以将它们跟我们的主题联系起来。

　　在两年的光景里，创作6张专辑，可绝不是一件容易的
事。我请了一些专家来帮助我：丹尼尔·巴雷特，他是波特·戴
维斯乐队的主唱，同时也是卢比孔工作室的制作人，在录音棚
里手把手地教我；盖伊·门罗，他是声乐训练方面的奇才，教
导我如何歌唱；马修·狄克逊，这是一位现代吉他僧，也是一
位"荷欧波诺波诺"的信徒，教导我如何弹奏吉他，让我的演
奏水平提升至梦想般的高度；莎拉·玛丽·麦克斯威尼，是一
位极有天分的歌手与歌曲创作者，同时也是一位音乐教练，她
是第一个聆听我的原创歌曲并给我以鼓励的人。

　　我还参加了一个音乐创作的工作坊，主导教师是两位著名
的歌手与歌曲创作人，雷·怀利·哈伯德与凯文·韦尔奇。我

还聘请了顶级歌手李·库尔特来指导我歌唱与词曲创作技巧。我也聘请了杰伊·弗兰克，他是《硬碰硬》的作者，由他来为我参谋、创作具有市场前景的音乐。

当我正式进棚的时候，我还聘请了真正传奇型的音乐人物，包括摇滚乐名人堂中的明星乔·维泰利（没错，他跟我同姓，是最为著名的鼓手），以及贝斯手格林·福库纳加。我还聘请了三位格莱美奖获得者，帮助我录制其中的一张专辑《疗愈之歌》。

所有投入的这些时间、努力与金钱都取得了良好的回报。我的专辑大受欢迎。《高视阔步！》专辑中的单曲《今天就是那一天》一马当先，在 ITunes 以及 CD 宝贝商店（两家顶级的在线音乐商城）中为乐迷所哄抢。其他的歌曲也被选作电影背景音乐。我被乐评界誉为现代版的约翰尼·卡什、汤姆·佩蒂和莱纳德·科汉。Reverberation.com，这是一个音乐家网站，将我评选为 2013 年 3 月的头号本土歌手 / 词曲作家。

还不错。

所以你可以想象，当我听见自己的一位家庭成员说他不喜欢我的音乐时，我的内心会多么煎熬。

他说他必须诚实（这是他常月的烟幕弹，随后就会是批评的浪潮），建议我还是专注于写书吧。

他还加上一句："我不是你的粉丝。"

我并没有请教他的意见，但他感觉还是有必要给我他的意见。我感觉很不习惯，我是不喜欢听见这样的负面信息的，即或我的父亲曾多次警告过我，人们确实喜欢评判。"甚至你自己的家庭成员都有可能会反对你。"他有时会这样提醒我说。

这个打击太大了，我简直都无法相信它是真的。我感觉受到了伤害，并且充满疑惑，这事情一直震撼到了我存在的核心层面。显然，我的内在有一个按钮，而他按动了我的按钮，并且一直按住不放。这个问题困扰了我好几个星期。我用尽了我所知道的所有的自助技巧，还是无法解脱，无法释放这份疼痛。

当然，如果我的这位亲戚对于音乐有所了解的话，他的话或许还值得一听。一条普遍性的原则就是，只接受那些已经在专业领域内取得了成功的人士的专业建议。但我的这位亲戚并非是一名乐师，他也不会演奏任何的乐器。他对于音乐理论可谓一无所知，更别提音乐史或者当代流行乐了，但他对我做评判时的那副架式倒像是位专家似的。他那多事的评论给我带来了深切的伤害。

当然，每个人都有权拥有自己的观点。我有一次参加了鲍勃·迪伦的音乐会，我深爱他的歌曲（我甚至还重新创作并录制了乔·维泰利版本的他的名曲《了望塔沿途》，收录在我的《高视阔步！》专辑里），但他的尖叫声让我不爽。即便是这样，我也从未打电话给迪伦向他抱怨什么。我把自己的观点默默地保留在心里。（鲍勃，如果你读到这一段，请原谅我吧。对不起了。谢谢你的音乐，谢谢你给我授权，让我能够重新翻录《了望塔沿途》。你是传奇的词曲作者，我爱你。）

在跟我亲戚纠缠这件事上，我想自己能像音乐人汤姆·佩蒂那样，曾经有个记者采访他，问他说当有人抱怨他的音乐不咋地时他会做何反应时，他回答道："这是摇滚，老弟，摇滚乐本来就没说一定要咋地。"

但我还是难释重负。

一个程序或者说数据，从我的内在中被激活了，而我的这位亲戚，就是那触动、激活按钮的人。我不知所措，不知应该如何回应这位亲戚的带着侵略性的、完全不请自来的评判了。我圈子里面的大部分朋友都很友好，而我的家人们也大都更有爱，对我更加支持。

通过阅读我也认识到，比如《不受欢迎的力量》中的观点的正确性，也就是说我不必让每个人都满意，我只需要吸引一小群的忠实粉丝就足够了。我甚至在自己的工作坊，以及训练课程中也曾教导过学员说，你只需要让一小撮的人们爱上你，你就会足够富裕了。忘掉那些不爱你的人吧。然而我亲戚的丑陋表现依然深深地刺痛着我。我无法释怀，无法遗忘。

修·蓝博士曾经告诉过我："问题与那个人无关，问题只在于你对那个人所抱持着的垃圾有关。所以当我在夏威夷医院里跟那些人们工作时，我内在发生的是我不断地经验到评判、愤怒、怨恨，等等。于是我陷入情境与情绪之中，远离了真我，所以我感觉不对，想要重新回到零状态。"

我被提醒到，这个问题与情境，与我的亲戚无关，它只关乎于我俩共享的程序。我的目标是要删除这个程序，这样我俩才能重获自由。届时我将不可能再去在意我亲戚的言行，并且非常可能出现的情况就是，他也会闭嘴。

但我要怎样才能令此愿景成为现实？

灵感带我这样大声清理

当我持续地清理时，我记起一件事情，就是我们不喜欢的别人身上的某个缺点，往往是我们自己无意识中也拥有的，因为我们讨厌自己的这一特质，所以就将它藏在了无意识中。

我回想这位亲戚说的话，他说他不喜欢我的音乐。我把这句话转译成我自己的表达方式，然后自问："我是这样看待我自己的音乐的吗？我是否相信我的音乐就是这个样子？"换句话说，我是不是自己都不喜欢我的音乐？我是不是并不满意自己作为音乐家的角色？

尽管我非常不愿意承认，但不可否认的是，我自己内在的某个部分确实深具评判性，对我自己的歌唱与词曲创作百般挑剔，就是看不顺眼。有一部分的我原来是认同我亲戚所言的！我亲戚的所作所为不过是说出了我一直以来自我怀疑的话罢了。正如我经常教导别人的那样，外境不过是你自己内心世界的投影。所以我的这位亲戚，就许多方面而言，恰好投影出了我的心声。

这是一个深刻的洞见，尽管我很不喜欢它。我想要把过错归咎到这位亲戚身上，让他为我的不快乐负责。我想要自己的这位亲戚改变。我不想要总是自己一个人独自成长。

但这恰好就是真正的“荷欧波诺波诺”的运作方法：你绝不会向外看，你只会看向自己的内在。

正如卡尔·荣格所言：“向外看的人，梦游；向内看的人，觉醒。”

然而我对此事件的洞见并非止步于此。

后来，当我在健身房做有氧运动时，我接收到了一个灵感，催促我大声地练习“荷欧波诺波诺”，而这是非同寻常的。我在健身时很少聊天，主要是因为运动的强度太大，我已经气喘吁吁了。但这次有个声音对我说：“做吧。”

我想着这位亲戚，以及他的话对我造成的恶劣感受。当我将自己的觉知对焦在自己的感受上时，我开始说出下面一段话来：

我很抱歉，我的存在，或我的程序，或我往昔历史的某个部分，触发了这个关于我和我的音乐的评判。我很抱歉，因为我自己反应过激了，忘记了自己的平静。我很抱歉我的无意识程序引发了这位亲戚对于我的苛刻评判。

请原谅我将这位亲戚评判为麻木不仁的。请原谅我自己对于批评指责的过分敏感。请原谅我的祖辈，无论他们做过什么或想过什么，导致了如今我陷入这个信念系统当中。请原谅我对于自己内在想法的茫然无知。

谢谢你将这份信念与数据带入了我的觉知层面，让我意识到了它。谢谢你聆听我的请求，请求你删除这份数据，从我的心灵当中，从所有的心灵当中。谢谢你帮助我欣赏与感恩我的亲戚带给我这个宝贵的机会，让我得以清理、归零，并从过去和无意识的信念系统中挣脱出来。谢谢你提醒我纵然黑暗无边，爱却一直存在于最深层的核心。

我爱你，我爱我的亲戚，我爱我自己，我爱我的祖先，我爱神性，是他帮助我清除了所有内在的数据和限制，让我得以体验当下此刻的奇迹，体验爱的奇迹。我爱你，我爱你，我爱你。

非常有趣的是，当我大声读完这段"荷欧波诺波诺"的祈祷后，我感受到了自己内在巨大的变化。事实上，这份清理是如此深刻，以至于我几乎想不起来我亲戚曾经对我说过些什么了！

当真正的疗愈发生时，这种情形常会出现。你曾经抱怨的那个情境或事件消失了，一去不返。你几乎都想不起它来了，即使你想起它来，也再不会有任何情绪围绕着它了。就像是你曾经读过的一段故事，它很有趣，却并非关于你自己。

这就是"荷欧波诺波诺"的奇迹。

通过与我亲戚相关的这一事件，我发现：如果我想要体验到真实的疗愈——真实且迅速——那么我需要大声地说出清理的语句。无论这是意味着我的心灵在大声朗诵时会更加专注，或者我的声音和宇宙的频率共振，或者是我的祈祷被天使听见了（这位天使无法直接读出我的心意），总之，它行之有效，虽然原因未明。

克拉克·威尔克森在其 1968 年出版的《夏威夷奇迹》一书中指出："据观察所见，此理为真：如果尔真诚地说出你想要令其成真的事情，带着深切的情感，并大声地将它喊出来，它就会成真。"

向神性大声喊出我的祈求，成了一项高阶的、简洁的，同时行之有效、必定成功的方法，以获得某项疗愈或成果。我的亲戚以及他的评判已经不再能困扰我了。我不知道他是否喜欢我的音乐，无所谓了。我喜欢自己的音乐，也并不会试图与那些伟大的音乐家们竞争，我只是试着创作。从这个角度而言，我是成功的。

2013 年，我创作的 10 首歌曲获得了珀斯大奖，那可是正能量音乐界的格莱美奖哦！我肯定做对了某事——无论我的亲戚（以及我自己）先前是怎样想的。我对于潜意识层面的共享程序的清理同时为我的音乐扫清了通向成功之路。

一如既往，答案就是清理，清理，再清理。

第十五章
在真实世界创造奇迹的秘密

当你清明之时，你就从思想当中解放出来了。你只是行动。

——修·蓝博士

你怎样才能运用"荷欧波诺波诺"创造出真实生活中的奇迹呢？

2012 年 10 月，我告诉我的朋友兼音乐制作人丹尼尔·巴雷特，说我那创造更多音乐的梦想夭折了。我没有灵感了，与缪斯女神的连接也中断了。开心的是，在此之前，我已经完成了 4 张疗愈音乐的专辑制作，但遗憾的是，新专辑的创作灵感遥遥无期。

我感觉有点低落。

我们一边谈话，我一边在心里继续实践"荷欧波诺波诺"，反复念诵着那四句话。我感觉自己内在有一个逐渐增强的怀疑，怀疑我是不是在自己骗自己。毕竟，自我贬低在我们每个人的内心里都长期肆虐着，而通常情况下，我们都不知道自己正在做着这档子自我贬抑之事。我是不是也这样呢？

丹尼尔建议我们找个方法出来提升一下我的音乐能量。他不知道确切应当怎样做，但他觉得办法总是有的，我们肯定能找出解决方案。

转瞬间，一个灵感闪过——我找到了一个启动缪斯女神的应急电源的方法。但我不太确定自己是否真的想这样做。

我深吸一口气，说道："我可以发出意图，在圣诞节前录制 5 首新曲。"

圣诞节还有短短的 2 个月就要到了。要是在那之前写出并录制好 5 首新曲，只能说是奇迹了。因为我不只是要从零开始谱曲写歌，而且我刚录制完自己的第四张专辑《疗愈之歌》，身心还处在精疲力竭期。

丹尼尔可是一个节拍都不会错过，他问："为什么不录上 10 首呢？"

这下轮到我喘气了。他一下子把标杆提高那么多，让我怎么跳得过去呢？之前的两年时间，我录制了 4 张专辑，这已经是个奇迹了。

但我还是接下了这个挑战。

我们达成一致，我会努力工作，两月之为原创 10 首单曲，然后我们一起录制出第五张专辑。

我们感受到那种兴奋的能量，有了一个令人惊惧且喜悦的共同目标。我们感觉充满期待，充满不确定性，完全敞开并且愿意投入——我们完全不知道一张新专辑如何能从一片虚无之中凭空冒出来。我的清理工作无穷无尽，但在我在此实践"荷欧波诺波诺"的过程中，不断地学到如何清理出一条路来。

记得吗？我没有任何的创作新歌的想法，甚至都没有创作音乐的激情。我感觉自己灵感已经枯竭。然而此刻这个全新的鼓舞人心的意图为我召唤来更多的音乐。这个新目标搅动了我的灵感之源，几天之内我就接收到了新的歌曲。

我简直没法把那创造力的水龙头给关掉！

当我正坐着读书时，可能忽然间会有一首新曲进入我的意识当中。我立刻放下手头的事，将它记录下来。（总是采取行动。）

其他时间，我会感觉有必要考察一下不同的音乐类型，比如说早期或经典的摇滚乐，称之为山区乡村摇滚乐。我只是跟随缪斯的指引，去看看会发生些什么。我很享受这探寻、探险，以及学习的过程。（总是跟随灵感的指引而行。）

几个星期之内我就有了超过 12 首的优质新歌。当然，我从中选择了 9 首，我认为它们已经是非常棒的了。我想把第 10 首曲目留到录音棚，等待灵感的即兴演出。

我感觉自己已经做好了准备，可以录制第五张专辑了！

我的乐队（其实并非我的乐队，只是一群杰出的音乐家组合，曾跟我一起录制了《高视阔步！》以及《疗愈之歌》）又重新聚在了一起。我们于 12 月 18 号进棚，在里面一直待到 19 号，真的就在圣诞节前录制完成了 10 首新曲。

人们常说音乐鲜有如此快速、轻易就能完成的，而且这样的能量强度与专注度也是极不寻常的。但当我们聚在录音棚里时，我们就为奇迹的产生创造出了空间，让层层奇迹围绕在我的新歌左右。

结果就是我的第五张音乐专辑《太阳还将升起》的诞生——这是另一个奇迹。

当我将完成的音乐 CD 拿在手里，倾听由自己原创并演奏的，由这些杰出的音乐家为我提供支持并为之注入生命的音乐，我忍不住喜极而泣。

这份奇迹能够发生，让我现在想起都感觉惊奇。想想吧，这些曲子是如此之棒，音乐是如此引人入胜，信息是如此相关，令再回首的我驻足凝望，心中充满了敬畏与感恩之情。

我的《零极限》电影梦

有一次我问修·蓝博士关于采取行动的问题。

他说："当你处于清净状态之中时，你不会思想，只会去行动。"

如果你必须思想，那就表明你的内在有两种相互抵触的信念系统正在打架：一个想往左，一个想往右。最理想的情况是你完全处于清净状态之中，心灵纯净无染，心中只有灵感，而行动也轻柔地跟上灵感的步伐。你会行动，而且无须去思考该如何行动，因为此处的行动亦纯净无染。没有任何的干扰，没有任何的狐疑。

我并不是说这会成为一个人生命的常态——哪怕是修·蓝博士有时候也需要冥想以获得答案。有一次我的一位朋友拿给我一个电影剧本，准备将《零极限》搬上银幕，于是我征询修·蓝博士的意见，因为我俩共同享有《零极限》的版权。而他则给我发来一封电邮说："神性的答复是'不'。"

你如何能够与神性争辩？

因为我知道，有时候要区分神性的声音与小我的声音，确实有点困难，于是我请求他再考虑一下。他又把这个提案拿来瞅了瞅，想了想，然后再一次地把它给否了。

令人疑惑的是，他没有给出任何逻辑的理由来否定这个剧本。我一直都搞不清楚为什么他会反对。因为这是一个很好的机会，可以把他那不可思议的传奇故事搬上大银幕。将《零极限》拍成电影一直以来都是我的心愿，我想将它拍成电影。我也知道修·蓝博士对于将它拍成电影的想法是持开放态度的，因为有一次他曾告诉过我他想让演员罗伯特·德尼罗来扮演他的角色。但此处修·蓝博士的断然否定，将此梦粉碎。我接受了他的决定，但满腹狐疑。

随着时间的推移，我发现原来的电影制作人有掠夺性开发的倾向，而且喜欢操控。他们想让我说服修·蓝博士，改变他的决定，甚至还想让我运用一些心理学的技巧来达此目的，而我知道修·蓝博士对于这些技巧肯定会一眼看穿的。于是我从此得知，修·蓝博士为什么会对他们说"不"，因为这些电影制作人最终会成为遗憾之选。

我说这些，是为了表明一点，就是他有时候也必须花上一点时间来冥想，因为他也没有现成的明确答案，所以你也无须对自己太严苛。在此提醒一句，请你爱自己。我们每个人都已经尽力了。如果事情没有想象中的顺利，我们可以设定一个意图，请求指引与明示，并根据指引而采取行动。有时候一个否定的答案可能是在保护你，让你做好准备，迎接更大的成功。你必须要相信，你必须对神性有信心。

如果说"荷欧波诺波诺"有其精华的话，那就是全然的信任。相信你自己，相信生命，相信神性。我戴着的那枚古老的金戒指，上面刻着拉丁文的"相信"（Fidem），就是用于提醒自己要有信心。而我随身携带的芥末籽币，我经常送给朋友们仿版的那个，也是用于提醒自己要有信心。

我不知道《零极限》什么时候会被拍成电影，我不知道修·蓝博士的惊人事迹何时会被搬上银幕，但我相信它会发生。我只是不知道它会如何发生、何时发生。就像我在创作音乐专辑时那样——当时我感觉自己才思和灵感枯竭，无力再创作和录制了，但我知道奇迹会发生，而我只需要放手，依据灵感而行，并且永远，永远，永远保持信心。

那就是让奇迹发生的秘密。

或者至少是秘密之一吧。

现在让我们来探索一下更多的秘密……

第十六章
零极限活动的秘密

清理是通往"零"和灵感的唯一道路。

——修·蓝博士

修·蓝博士跟我一起带领了三个零极限工作坊，然后他就决定不再四处旅游和演讲，打算退休了。他的决定并未给我带来任何的困扰，因为他以前就经常说："我只是想好好地打理一下我的花园，结果神性老是将我推出家门。"

我经常觉得自己像是个滑稽的配角，在跟他一块儿合作的工作坊里，修·蓝博士总是拿我寻开心。有的学员称我为漂亮摆设。有的学员会觉得他太严厉，但我从没有这种感觉。我爱他，那时爱他，现在依然。我非常欣赏他那清晰的焦点，于工作坊中从不偏移。他根本不喜欢绕圈子，总是直来直去。

举个例子，有一次他问学员："如果你正在找寻一门最根本性的技能和资产，以经营某项生意的话，那么这个技能和资产应该是什么？"

学员们给出几个答案，都不能让他满意，于是他就直说了：

"我来告诉你什么是最重要的资产，因为如果你不具备它的话，那你就麻烦大了。你可以很乐观，可以做生意，做服务，你可以做任何你想做的事，但最重要的资产却是要内心清明。一旦你达至清明，什么事都能发生，所以内心的清澈、明晰是最重要的生命资产。如果你不清明，而你们大部分人如此，那么无论你做什么买卖，提供什么优质的服务，我都无所谓。"

他接着解释，耶稣与佛陀都是清明之人。他们无须乐观，无须获得更多的信息。他们是清明的，而他们的这份清晰度本身就让他们获得了足够多的灵感。清晰度，他常称之为零状态或空无，正是我们的目标所在。

修·蓝博士有一次对我说："如果人们能够将神性放在第一位，那么他们想要多少钱就能有多少钱。"

这就像那个著名的故事，我将它写在我的《相信就可以做到》的开篇处，关于为何前往南美之人不如前往北美之人在物质财富和经济利益方面更得以彰显。为什么？因为前往南美之人一心向往的是淘金，而前往北美之人一心向往的是自由——追寻上帝的自由。

他们追寻的是神

人类就整体而言，充满着数据与程序，他们不太敢去全面尝试深刻的生命转变（转型）。只要我们清理、清除掉那些数据与程序，允许神性的灵感向我们耳提面命，奇迹就会发生，可我们就是不敢如此去尝试。我每次想起这一点就会全身颤抖，因为这正是"荷欧波诺波诺"超群能力之所在。

"'荷欧波诺波诺'只是关于详查我自己的内在究竟有什么事情正在发生，导致我会以某种特定的方式来体验到特定的人物，或特定的想法。"修·蓝博士说道。"然后问题就很明显了——我是否愿意放手让它走？如果我愿意放手，那么美妙的事情就会发生。只要你身处零状态，立刻，奇迹就会发生，因为此处乃是神性的居所，是'我是'之地。"修·蓝博士补充道。

要做到这一点有多么容易？

你能相信它就像吃饭与呼吸一样容易吗？

HA 呼吸法和巧克力

在一次工作坊中，修·蓝博士演示了一种借由呼吸带走数据的方式：

舒适地坐着，两脚置于地板上，让脊柱轻柔地靠在椅背上。

拇指代表神性，代表你整个存在中的"我是"。你的食指，就是你用来指路的那根手指，代表你作为一个个体的存在。将你内在的神性（拇指）与食指放在一块儿，让你的神性与个体性合而为一。然后将手以这个姿势放置于腿上。

这个方法可以防止时差。若你有心律不齐（有可能是因长途飞行跨越时区所致），此法有助于你恢复正常心律。这个方法的核心理念就是将你带回到正常的律动。

闭上你的眼睛，非常温柔地吸气（通过鼻腔吸气），就像你在正常呼吸中的那样。

现在开始数数，以如下方式呼吸：

1.当你吸气时，数 7 下。

2.再停 7 下。

3.再呼气（亦耗时 7 下）。

4.再停 7 下，如此循环。

5.每 1 轮都包含 7 次吸气，暂停数 7 下，呼气数 1 下，再暂停数 7 下，以此为 1 轮。一共做 7 轮——称之为 7 轮的"哈"。

注：夏威夷（Hawaii）的 HA，在夏威夷语中有"神圣的灵感"及"生命的呼吸"之意。

在我与修·蓝博士共同带领的工作坊中，我们探讨过通过吃草莓、蓝莓所带来的清理效益，甚至包括吃 M&M 糖果所带来的清理效益。当我第一次听见这个观点时，我觉得它听上去蠢透了。但修·蓝博士总是说你无须真的把那颗糖果吃掉，你只要舔舔就行了。

舔一块 M&M 糖?

而不是把它吃掉?

有点难。

如果你跟我一样的话，这任务难得可不是一丁点儿。这让我想起了那位先生，他跑去看精神病医生，因为他感觉自己有点蠢。于是医生给他开了些药丸。这个人服用了一个星期，然后回头又去找医生，说："医生，可能是我感觉不对，我怎么觉得这些药丸跟糖果没什么区别呢？"

精神病科医生回答道："好了，你已经变得比上次更聪明了。"

其实问题只取决于你是否相信某物是一件清理工具而已。根据修·蓝博士的说法，哪怕是吃糖和巧克力都可以被用来清理数据。他说我们只是因为自己的看法将之定义为坏罢了。而他个人的一大爱好就是热巧克力，他说：

热巧克力能够清除掉那些将钱放在第一位的记忆。那么，这到底是何意？它的意思是说你应当把神性放到第一位上来。我通过喝热巧克力来清理自己内在的记忆，这些记忆将世界放置于神性之前。你无须说出或做任何事情，只要喝下它就好。你必须意识到巧克力并非问题之所在——你对它的经验才是问题的关键，而你是有能力放下这些经验的。

如果你有任何方面的问题，那全都是记忆惹的祸，不是食物，也不是你身边的人们的错，更不是糖的错。它其实跟糖，以及其他所有的那些东西都无关。有问题的是我们自己的认知，无论那认知是什么，认知才是问题之所在。

如果你无论怎样都得吃点东西的话，那么干吗不吃一些可以清理数据的东西呢？就像是草莓、蓝莓、姜饼或者 M&M 糖？甚至豆豆糖都是清理工具啊，可以帮助尔在正确的时间出现在正确的地点。

对于怀疑论者而言，这些方法可能会显得有点跑题了（超越真理之外），但对于现代版的"荷欧波诺波若"而言，这份怀疑也不过是些冗余数据而已——因为"外面"其实什么也没有。

如果你被某件事困住了，这件事一定是你心智数据库的一部分。每件事情的发生，皆发生于你之内。所以除了你之外，谁还可能有裁决之权？

个人而言，我希望自己能使用任何方法，只要它能行之有效就好。正如修·蓝博士提醒我们说："我们的终极目标是获得自由。从什么当中获得自由（从何物中解脱）？从过云中解脱，挣脱过去的束缚，如此你才能始终与神性相应，吻合神性之节律。"

就我的经验而言，我相信一个敞开的心灵相比一个关闭的心灵，能让你走得更远。如果我敞开心灵去接受的这个方法能够最终为我提供自由的话，那我就豁出去了。但如果你真的想要检测一下自己心灵的边界（极限／局限）的话，不妨考虑一下那个著名的故事，就是修·蓝博士疗愈整个医院精神病罪犯的故事，想想它是真是假。

抑或它只是一个弥天大谎，欺骗了我们每一个人，包括我在内？

第十七章

《零极限》的故事是真的吗？

最令人感觉不可思议的是，我们其实根本没有控制权。控制与意图其实皆为幻觉。到底是谁在做决定？记忆或灵感，它们一个是玫瑰，一个是玫瑰之刺。它俩都可以引领你的灵魂，关键只在于你是闻香而来，或是为挑刺而兴奋。确实如此，不同的品味（关注点）引领出截然不同的境遇。

——修·蓝博士

读过《零极限》的人总爱问这个问题：那个故事是真的吗？

"修·蓝博士真的治好了整个医院的精神病患者吗？如果这个故事是真的，为什么我没有在新闻里面听过呢？有关此事的公共档案在哪里呢？"

我最初听闻此事时，也是持怀疑态度的。但在与修·蓝博士电话交流之后，我就开始信了。后来，我参加了他的第一个工作坊，于是对于他的真实性有了更进一步的确认。我们后来合著《零极限》一书，我还跟他一起举办过三场工作坊，之后我心中所有的疑惑尽消。我知道相信此事乃是更加聪明之举。

毕竟，我曾经写过一本书，名字叫《信念》。相信就是力量，而且我对于奇迹的态度是，宁信其有。

尽管如此，作为一名非虚构类作家，我还是需要知道更多，所以当时机到来时，我又一次地提出了这个问题。

"阿欧·库，"修·蓝博士说道，他更喜欢称呼我的夏威夷名字，"我并不是一人成就此事的，而且这件事情也并不容易。"

"每个人都得到治愈了吗？"

"没有，"他回答道，"我们没能治好比利。他被转到另外一家机构去了。"

当我在为《零极限》寻找写作素材时，曾联系过与修·蓝博士同时期在那家医院里面服务的社工。他们坦率地说每当修·蓝博士在场时，他们会感觉到一种无言的平静，但没有人说他是救世主。他们也从未将整个疗愈直接归功于他。没有人说过那些住院病人的治愈，以及精神病院的关闭的直接原因是修·蓝博士及其清理工作。

这个信息反馈不会令我感觉吃惊。

生命是如此地紧密相连，我呼出的气体会影响到你吸入的气体，但你绝不会有意识地望着我说："嗨，感谢你的呼吸！"

至于媒体从未报道过此事，我也感觉非常好理解。多年以前，美国广播公司的新闻频道曾经采访过我，他们来到我家，面对面跟我做了一个小时的访谈。我们谈及了许多的领域，包括我出版的书籍，以及被我所转化的人们。然而他们根本没有选择任何正面的新闻作报道。相反的，他们删除了所有的正面材料，只是在互联网上播出了几秒钟关于我的镜头，而我在镜头里面显露出笨拙状，因为他们的某个问题让我措手不及，不知如何回答，所以陷入了思考当中。

主流媒体不想告诉你正面的新闻，它们需要让你待在恐惧里，如此你才会买它们推销的广告产品。（我一面说着这件事，一面在做清理。）这就是为何他们总是报道一些恐怖的、悲惨的、不幸的消息。当本地无坏事发生时，新闻电台就从其他地方找来不幸的消息，甚至是从国外弄来一堆苦难的新闻。

而当媒体无法找到足够数量的坏消息时，他们常用的手法就是重播过去的坏消息。事实上，当我正在写下这段话时，我的一些朋友给我打来电话，恭喜我昨晚又上了新闻，而且是美国广播公司的坏新闻——3年前的那段几秒钟的视频再度上线了。

但你真的很难找到（如果不是永远找不到的话）他们在报道的正面的新闻。

毕竟，如果某个主流新闻媒体的头条变成了这样，某个精神病院的病人全体痊愈了，这情形你能想象吗？

精神病人痊愈了——原因不明——让我们来庆祝吧！

如果媒体准备报道修·蓝博士的神奇疗愈，他们的标题或许会是：

怪人什么都没做就治愈精神病患！

简言之，主流媒体并非被设计来做正面报道的，对于奇迹事件的报道亦非其所长。对于最正面的事件，他们都有办法找出负面的角度来加以扭曲，这是他们喜欢干的事。如果我向他们爆料说我的吉他背面现出了一张脸孔的话，或许我能够享受到较高待遇。（事实确实如此。）有人认为这张脸孔带着印度特征。我觉得这个说法不太靠谱，可能另有隐情。然后媒体则可能会说：

佛陀吉他内现踪！

抑或甚者：

耶稣吉他内显灵！

或者是：

《秘密》作者在吉他内看见救世主！

当然，一个奇迹故事若是被宣称为真，那么它当中至少应该包含一定的真实性，才能够发挥真实的效用。虚构的故事，或者更糟，宣称为真实的故事事后若被查正为作假，则会造成伤害。这可跟使用隐喻性的故事性质不同。许多催眠师会讲这种类型的故事，以点出你潜意识中的议题。那是另外一回事，并非撒谎，只是纯属虚构而已。

我记得曾经读过一本书，作者是一位自我成长书籍作家，他写道哈里·胡迪尼，那位著名的魔术师，在其晚年无须表演魔术花招。他说胡迪尼直接上演"真实魔法"。我吓坏了。真相是，胡迪尼晚年一直在致力于证明真实魔法并不存在！他是美国魔术师协会的终身会员，并且一手创办了这个协会，我知道胡迪尼是反对欺骗民众的，他坚定不移地贯彻实事求是的原则和态度。

那么为何这位作者会在他的书中对民众撒谎呢？我不知道，但我对他的这个无故的、无知的，或者有意为之的谎言而生气，所以我把他的书扔到了垃圾箱。我很长时间后才原谅了他。有一位朋友为此谎言打圆场，说："他讲这个故事的用意可能是想让你相信真实魔法。"然而实情是，这个公然的错误让我无法相信这位作者所说的任何话了。他成了不可靠的信息来源。

怎样看待一个奇迹？

我可不想修·蓝博士的神奇事迹最后变成一个胡迪尼故事，所以我不断地挖掘，试图找出更多的相关信息。我不断地听到某种程度上类似的故事，比如说这一个（我是通过电邮收到了，此处的引用得到了原作者的授权）：

亲爱的乔·维泰利：

我读过你的书《零极限》，那是在 2008 年的 12 月。我的工作是生命教练和育儿指导师，服务于巴吞鲁日（美国路易斯安那州首府）女子监狱。我每周给3个班上课，每个班的女学员有20人。

我在读过你的书后立刻就开始练习"荷欧波诺波诺"。我可以在这些女学生身上看到即刻的变化。我把这宝贵的信息与她们分享，并且买来5本书送给她们，让她们轮流阅读。

她们与我一起分享了许多的成功故事，说她们的看守都在发生转变。上周的某一天，监狱里出了点状况，有点不太平。我可以听见教室外的骚乱声。监狱长进到我的教室里，满脸震惊。他无法相信教室中安宁与平静的氛围，因为整个大环境都在骚动与喧嚣。他告诉我："我不知道你正在做什么，但请你继续。"他跟我分享了好几次，说这些女学员全都表现得比以前更好了，而且她们现在享受到的优厚待遇是以前根本无法想象的。

而且在我十几岁的女儿身上，连同我丈夫身上都出现了正向的转变。

非常感谢你，将此宝贵的信息传递给我们，把光明传递给我们。

——辛迪·雷—胡贝尔

身而为人，我们都会面临挑战。我们都有需要清理的事情。

有一次，当我们在合著《零极限》时，修·蓝博士来我这边做客。我们开车穿过了许多乡间小路，找寻我通过电话给他预订的酒店。显然，我们迷路了，然后我听见他在叹气。他看上去有点沮丧。他说："我应当打电话问问路的。"他是这么说的，但他实际上的意思是说我应当提前打电话问问路的。他在我面前所显露的沉闷反映出一个尚未和一切万有合一的常人状态。

另外一次，我看见一张照片，照片里面是修·蓝博士与一个年轻姑娘手牵手在沙滩上漫步。这张照片看着很浪漫，尽管修·蓝博士比那位姑娘大了 50 岁，但这不是问题，因为他们确实有可能在恋爱，而这也显露出他人性的一面。

即便是耶稣也有他人性的一面。作为一个曾经活过、呼吸过的正常人，他的一生行过许多奇迹。据《狂热信徒》的作者所言，耶稣从未被指控欺骗（以骗术行奇迹）。他表演的不是魔术，而是真实的奇迹。他确实被指控以多项罪名，但从未有人指控他是个魔法师。他显然是一个在神性的帮助下行奇迹之人。

平常人修·蓝博士是不是也在做着同样的事情呢？

毕竟，爱因斯坦说过："我们很有可能行出比耶稣更大的奇迹，因为《圣经》对他的记载包含了诗意美化的成分。"

但我不想回避那个问题：修·蓝博士是否真的治好了那家精神病院里面 99% 的精神病罪犯？

我相信确实如此，但证据呢？

让我们这样来看吧：如果我秘密地为你祈祷，为你的福利祈祷，而某一天，你的疾病痊愈了，你会来向我表达感激吗？可能不会吧。因为你根本不知道我在为你祈祷啊？

马修·狄克逊接到一个灵感，想要写一本书，名叫《为别人而吸引》。它的假定是这样的：当某人来告诉你他想要某物，想做某事，或想成为某人时，你就秘密地为他做清理，帮助他美梦成真。你清理自己内在的某样东西，无论内在浮起来的是什么东西，你都清理了它，然后你所碰见的这个人就能够达成他的心愿了。

换句话说，你成了一名专做好事的神秘忍者。你可以只是简简单单地说这四句话，或者用你于本书中学到的高级技巧，或者任意其他的事情，根据你接收到的灵感，以帮助他。

现在，停下来，思考一下：如果某人默不作声地为你做了清理，帮助你实现了心愿，你会为此而感激他吗？当然不会了。你怎么会呢？你根本不知道他为你做过任何事情。他是秘密行动的，于不为人知处乐善好施。

同样的情形也适用于修·蓝博士与这家医院的故事。他对自己的清理发散出一个吸引力场域，影响到了每一个人。他们的情况好转了，但不可能向修·蓝博士表达感激，因为他们不知道修·蓝博士为他们做过任何事情。

主流媒体是不可能报道这类题材的。他们想要的是有形可见的证据，有形可见的因果。如果修·蓝博士开出大药丸，让人们由此康复，那主流媒体是有可能来报道的。（但最有可能的是他们会找出药丸的不良之处，再大肆报道这一点。）

简言之，相信《零极限》的故事，若无更好的理由，仅凭它能带给你创造自己生命奇迹的力量也足矣。

如果这样你还是感觉不够圆满的话，那就清理吧。

第十八章
许多领头羊在建立自己的法门

Ua ola loko I ke aloha（爱是生命之源。）

在我们的第二次零极限工作坊中，修·蓝博士站起身来说："让我来告诉大家如何创建一个法门。"

然后他走到白板前面——总是白板（后面还有更多）——然后在白板正中央画了一个点。"某个人，在神性层面觉醒了，"他说，"他的领悟是纯净的、充满灵感的。"

然后他又在白板上画了更多的圆圈。

"从那儿开始，那位觉醒者试图向人们解释他的经验与启示。"

修·蓝博士继续道："但是其他人并没有这种经验与启示。所以他们不明白、不理解。他们会自认为自己已经理解，但实际上他们并不理解。然后这些人又四散开去，试图向更多的人们传递与教导自己从未体验过的觉醒。于是，一个宗教就诞生了。"

我完全理解他的话。无论何时，当我考察某个觉醒者时，我总是对他们的追随者感觉困惑。那些追随者看上去从未觉醒。随着时光的推移，我得出了结论，大部分的人们都是羊群成员。他们会跟着领头羊走，而他们的这位领袖人物有时知道，有时却并不知道自己正在走向何方。

在所有的这一切当中，莫娜当置身于何处？修·蓝博士明确表示过莫娜是觉醒者。她将传统的"荷欧波诺波诺"——那个解决问题的方法，过程中大家围坐一块儿，大声地说出分歧，每个人都有发言权，直到宽恕与平静得以成形——然后她将此法演绎为个人的内在修行法门。但是莫娜的觉醒并不能代表其他任何研习此法门的人也会觉醒。

她是觉醒者吗？这个我们可说不好。我们只能假定她是一位觉醒者，而这一假定本身又令整个故事更具吸引力。

那么修·蓝博士呢？我可是跟他待在一块儿无数个小时了，他觉醒了吗？他开悟了吗？或者他也只是羊群中的一员？

有一天早晨我们正在喝咖啡，他说："你正在得到它。"

我不知道我正在得到什么。在此之前我们好几分钟都没有说话。我的心里一个问题都没有。

在那片寂默当中，我的心中某处敞开了，就像是开了一扇窗户一样。后来我称之为顿悟——瞥见觉醒。它并不代表说我那时候觉醒了，它只是说某人允许我看见了觉醒。是修·蓝博士干的吗？是他激发了我的顿悟？

我相信他是莫娜的忠实门徒，勤勉地练习从她那儿学到的东西，不断地清理，将之做到了他的极致，当然这当中也带着他自己的特质。

　　清理做到修·蓝博士这分儿上，颇能安定内心。当我们放松时，我们就有可能会觉醒。我在自己的一本书《觉醒教程》中提到过启示来自于恩典。它并不是一种你按按钮就一定会有的体验。你没法宣布："我正在冥想，若不觉醒誓不起身！"那样的宣誓只可能是来自于小我，而觉醒的要素正是让小我靠边站，别碍事，莫要干扰到觉醒的发生。

　　但现在请让我们回到如何创建自己的宗教一事。

　　几年前，我在一次转型领导人会议上为我的同行们做展示，专题讲解"荷欧波诺波诺"。参会者都是个人成长领域的倡导者，最擅长将人们摇醒的那种，他们中许多都是自助领域内的知名传奇人士，其中有许多人曾经在几十年前改变过我的命运，那时的我生意失败，一文不名，成天为生存而挣扎。

　　当我上台之后，我向他们展示了一块白板——那是我心爱的道具，也是生命的隐喻——然后邀请他们到台上来在白板上写下各自心仪的转变之道。20分钟后，他们各式各样的答案都已经写在白板上了，我问他们："现在这块白板怎么样了？"

　　它被各式涂鸦掩盖，我们已经看不见曾经的白板了。

　　我到这儿来，就是要说明，各位心仪的转变法门，事实上，却有可能成为阻挡神性灵感的障碍。

　　然后我告诉他们关于修·蓝博士的故事，讲了那个精神病院的传奇，以及"荷欧波诺波诺"的实践。当我演讲时，我逐渐擦除白板上的字迹。当我演讲完毕时，大家又都能看见白板了。

我们回到了零状态。

修·蓝博士所讲到的法门的建立过程，其实适用于大部分的作家、演讲家、教师、转型工作者，以及其他的人。当然，我们相信自己是在助人——而且我们通常也是在这样做的。然而，从一个更高的层面来看，我们真正想要的是敞开自己，让神性的灵感能够进入我们的心田，让我们能够听见神性的声音。

换句话说，如果我确信，助人之法莫过于猛吃胡萝卜蛋糕（相信我，它当然会对人有所助益），于是每当我听见某个问题时，我就建议大家吃胡萝卜蛋糕。

"荷欧波诺波诺"的信徒们就经常是这个样子。他们忘了"荷欧波诺波诺"只是许多方法之中的一种，它并非方法终结者，并非自助与灵修法门中的最高要义。它只是被设计出来帮助你清除掉干扰项——修·蓝博士称之为程序的东西——让你做好准备，聆听神性的灵感。

我与修·蓝博士合著的《零极限》取得了巨大的成功，让许许多多的人们都开始了解"荷欧波诺波诺"。不幸的是，它也吸引来了一大片的羊群。当然，并非人人都会这样认为，也有一些人，真诚地相信他们正在做的事情。但有没有可能，他们就像是那些觉醒者的追随者——他们的导师确实觉醒了，但信徒们却未必？

如果情形确实如此，那么你还能怎么办？你如何知道自己应当跟随哪位？该买什么东西，或做什么事情？

你只能是清理了。

当你不断地练习清理，你就除掉了心中累积的数据，从而允许心灵之镜清净，而一旦心中纤尘不染，你自然开悟。

写下与你想清理的问题相关的一切

这里还有另一条路，亦能殊途同归。

莫娜有一次教导她的学生：你应该拿出一张纸来，写下每一个人名、地名，或者物件之名，以及你正在清理的一切事物之名。

她说："你的潜意识对于整个事件的把握比你的意识层面高明多了，所以当你在对问题做了初次描述之后，其实还有许多的挖掘潜力，能够让你揪出更多的内涵来。"

从那儿开始，你对着这张纸念诵莫娜的祈祷文。

举个例子吧。比如说你和另一个人在工作上有着某个问题。首先，你要意识到这个问题其实源于你内在，它只是在你的心里显现成为与另一个人相关的问题。你内在的开关被按动了，而这个外在的人其实只是在配合你扣动扳机。正如修·蓝博士经常所说的那样："你有没有注意到，每次当问题发生时，你总是在那里?"

然后，写下所有关于这个问题的一切：那个人的名字、你的工作描述、公司名称、工作地址，以及任何你能想起的相关事物。你把所有的这些东西都倾倒在这张纸上。正如莫娜所指出的那样，它会帮助你的内心把握住整个情境。

然后念诵她的祈祷文，最好是大声地念诵，起码念四遍。

念完之后，将它撕碎，然后烧掉这张纸片。

平静地生活，期待神性完美地处理具体细节。

它真的就会发生。

"零极限"真的有那么重要吗？回归白板真的那么有必要吗？

修·蓝博士将零状态比作表达神性之法。其他人也经常谈及零状态。对于我而言，零状态代表着真空或空无，其间无有思想、信念，或者任何数据的存在。它是生命的背景见证，能够允许灵感从源头流向你，触碰你。

我知道这样的概念可能会让你听得抓狂，所以我要花点时间来解释一下。

我高中的时候有一位怪老师，名字叫罗恩·波西（我是在俄亥俄州的奈尔斯城念的高中），教我们代数。我初中时期的代数不及格，但在波西老师的帮助下，我高中的代数终于学好了。他是一位非常棒的老师。

他会站在全班的面前，问："'0'重要吗？或者'0'一文不名？"

然后他在黑板上写了一个"1"，说："让我在这个'1'后面加上6个'0'，我就有100万美元了！"

是的，"零"很重要的。

但你真正想要获得的是进入零的状态。

让我现在就把你带到那儿去。

第十九章
"荷欧波诺波诺"的奇迹

如果你想要解放自己的能量，以便能够吸引来更大的你深心渴求的梦想，让自己美梦成真，你所需要做的头等大事就是宽恕你整个人生道路上遇见的所有人、所有事，而最重要的是，宽恕你自己。

——乔·维泰利博士

几十年前，我是印度一位大师的门徒。他勇敢无畏，一生充满着争议。我感觉他是开悟了的。最近我读到了关于他的两本书，一本是他的牙医写的，这位牙医跟他待了好几个月的时间；另一本书是他的经理人写的，这位女经理人帮助他打理业务多年，最后还被判入狱。结果他们当中的一位将之描绘成一个圣人，另一位将他描绘成一个魔鬼。

另外，我还是戴维·霍金斯博士的粉丝。他创造出一种工具名为意识图谱，他的观念也为我带来了帮助。然后，不久以前，我读到一本详尽的科学著作，作者是他的一位粉丝，同时也是他的传记作者，对他充满着热爱。但在该书中，作者证明了意识图谱是不准确的，并证明了霍金斯博士为创立意识图谱所做的实验其实是有缺陷的。

谁才是大师？

这个问题很实际——也很有道理。

毕竟，在一个赋予专家身分太多价值的文化中，我们会看到许多专家意见相左，互相打嘴仗。那么我们应当信谁呢？他们或许不会变成印度喜剧片《库马力》中的那位年轻的印度人，在美国长大，然后假装自己是个大师，还招收了一批信徒，最后将揭穿自己是个冒牌货，说他是他自己的大师。

实际的情况是，我们有时候能够看到自己所崇敬之人的背后场景，就像我在印度大师与霍金斯的例子中所遇到的那样，有的时候我们则没有看到。此处一则有益的提醒是跟随我们的内在向导。毕竟，我们如何知道究竟应该信谁，应该追随哪一位？难道最终我们不是必须相信并追随我们自己吗？

"荷欧波诺波诺"的意义是什么？它的目的是什么？根据夏威夷传统，它说"荷欧波诺波诺"是一种宽恕的仪式。修·蓝博士说我们来此人间只是为了做清理。他的导师莫娜，认为我们来此人间是为了疗愈。从胡那与"荷欧波诺波诺"当中分裂出来的不同团体对此皆有不同的答案。

我也有一个答案。

在我的世界观中，真正的"荷欧波诺波诺"是一种帮助你到达平静的法门。它是一项工具，可以用来删除旧程序、信念系统，以及其他的数据，如此我们就能够安住于当下，并接收到来自于神性的灵感。它的主要目的是原谅所有时间和地点的所有事，以及所有人。尽管我每天都在实践它，但我知道它并非唯一的工具，它只是许多工具当中的一种。

神性就在你里面

在 2013 年，我就"重新忆起的流程"这个主题做了一次专题演讲，这段历程在我跟丹尼尔·巴雷特其后合著的一本同名作品中有更进一步的描述。在那次演讲中，我指着一块大白板说："那就是你在没有程序时的状态。你是清净的，你是归零的。从那儿，你可以接收到灵感。"

我继续让听众们关注自己的身体。它感觉舒服吗？你有没有某些身体部位的疼痛？我解释说尽管他们能够感觉到自己的身体，但他们并非自己的身体。他们与身体是分离的。他们可以见证自己的身体，但却并非完全是自己的身体。

你现在也可以问问自己关于身体的问题。显然，你也有一个身体，但因为你能够观察到它，所以你肯定不完全是它。

然后我让他们注意自己的思想。他们正在想些什么？当我演讲时，他们的思想也在高速运转着。他们某种程度上正在听我做演讲，但在另一个层面上他们正在不停地对我的演讲做着评论。如果他们能够体验自己的思想，那就意味着在某种程度上他们并非自己的思想。他们能够与自己的思想分离，他们可以观照自己的思想。

那么你呢？当你阅读本书时，你也在思考——但你却并非你的思想。你可以注意到自己的思想，这就表明你与自己的思想并非同一物。

我接下来询问我的听众们，让他们深思一下自己在情绪层面上的感受。比如说，当我的演讲很幽默时，他们会笑；当我的演讲散发出其他特征时，他们会有不同程度与形式的感动。如果他们能够觉察到自己的情绪，那么他们就不可能是这些情绪本身。取而代之的是，他们是观察者。

再一次，你呢？你体验到了情绪。当你在阅读本书时，你可能体验到各种各样不同的情绪。无论你体验到的是什么样的情绪，但凡你体验到了情绪，并且能够描述它们，那就说明你在某种程度上并非自己的情绪。

"如果你不是你的思想，不是你的身体，不是你的情感，"我问道，"那么你到底是什么呢？'在许多的灵性传统中，"见证"一词被用于描述此种类型的背景觉识。在夏威夷的灵修传统和"荷欧波诺波诺"中，这个背景被称作"神性"，有人称之为神，有人称之为大自然。修·蓝博士与我将之称作为"零"。

无论你冠之以何名，那份神性就在你之内，而且它是同一份神性，存于你的朋友与家庭中，存于莫娜中，存于修·蓝博士中，存于我内。修行的宏伟目标就是要与神性合一——那就是开悟、觉醒。当你与一切万有合一之时，你就与生命的本源合一了。

　　"荷欧波诺波诺"的奇迹就在于它是一个非常简易的方法，能够清除你与神性之间的一切障碍数据。当我指向那块白板时，我其实是指向一个符号。当你在练习"荷欧波诺波诺"时，你其实是在不断地向白板或神性靠拢；当你与之合一时，你就处于平静之中；当你到达那儿时，你就归零了。

　　我知道有些人会说那背景意识毫无价值，然而，就像我有一次听教皇保罗说的那样："你所称之为毫无价值之物在我眼中却意味着一切万有。"这一切万有就是神性——而且它深爱着你。它想你过得好，它想让一切最美好的事物都围绕在你身边，围绕着你的家庭，并充满全世界。只要我们成功地删除了那些阻止我们听见神性之声的程序障碍，我们就能够感受到它那无条件的爱，我们就能够体验到当下此刻的奇迹。

　　那就是"荷欧波诺波诺"的目的所在。

　　那就是"荷欧波诺波诺"的奇迹所在。

　　你能够成为自己最好的导师，你就是自己最好的导师。

后记

把握"荷欧波诺波诺"的诀窍

我们活在一个由信念驱动的宇宙中。改变你的信念系统，你就会得到一个不同的宇宙。

——乔·维泰利博士

修·蓝博士经常对我说，当你处于零状态时，灵感就会向你涌来。当你尚未将自己清理干净时，你所得到的则只能是记忆——过去的程序、信念、经验，以及其他那些将你阻挡在零状态之外的数据。

有一天，当我在放松与冥想之中时，我接收到一个灵感，告诉我应当去找一个"洪"金属乐器来。我知道了，但这个灵感看上去非常无厘头，我那时候完全不知道它在说些什么，但既然修·蓝博士如此教导了我们，说当你处在清净状态时，神性会将礼物送上，于是我就如同每一位自尊自爱的现代人士会做的那样，打开网络，用谷歌进行搜索。

搜索结果是"洪"，是一种奇特的乐器，发明者是来自于瑞士伯尔尼的费利克斯·罗纳和萨比娜·谢雷尔，于公元2000

年面世。它其实不能算是鼓——发明者对此做出了迅速的纠正——它是一种全新的音乐器具。

坦白地说，洪看上去有点像飞碟，像艘外星战舰。读者可以想象两个炒菜锅，或者两个垃圾筒盖子，被融铸在了一起，上面再刻上一些凹槽。这种想象中的构型并非惟妙惟肖，但还是能够让人明白个大概。那些凹槽就是调音器，而当你用手敲击时，它会发出一种异世界的、抚慰人心的、神奇的声音。

我想要买一个。

很不幸的是，市场对于洪的需求量太大了，而屈指可数的那几位制造者关门谢客，他们的订单已经排到了几个月之后，甚至好几年之后了。二手洪几乎没有，但我好歹在易趣上找到两个。

其中之一是罗纳与萨瑞尔出品的早期版本，易趣一口价为 8000 美元。这个价格是从最初的 5000 美元竞拍价涨上来的。因为我知道全新的洪售价也不过 1500 美元，所以我不太想花上好几倍的价钱去买一个二手货。

另外的一个洪卖家在意大利，易趣价 700 美元。我内在某个声音说，买吧，于是我就开始研究它的图片，看了一段它的演奏视频，演奏者是某位意大利的艺术家，然后我就决定买下它来。竞拍结果，我赢了。

就在那天晚些时候，我收到一张 1250 美元的支票——恰好是我在易趣上竞拍洪的金额。我把这个巧合当成是一个天启，告诉我就是应该拥有它。因为我先是接收到灵感，告诉我去搜索洪，然后赢得竞拍，再然后收到竞拍款项，我知道这是天意，此洪非我莫属。

为何此洪非我莫属？我跟马修·狄克逊碰面，他是我的合伙人兼吉他教练，并把这个故事讲给他听。当我一边讲的时候，我一边就意识到我可以用此洪来创作一段旋律，并辅之以我的声音，朗读一段莫娜的祈祷文。这段祈祷文诵读与洪的声音组合，功效极强，能够让人放松，并帮助人们进行彻底的清理。

正如修·蓝博士所指出的那样，当你处于零状态时，神性可以清晰地向你传递信息。我当时根本没有想过要找寻某种乐器，更别说是洪了。我根本不知道世界上居然有洪这种乐器存在，我也没有想过要去创作一首新歌。然而，无论神性给我什么，我都非常敞开——于是意外之喜降临。

修·蓝博士常说，我们都是富裕的，我们已经都是富裕的了，但问题是我们并不知道这一点，因为我们的数据将它障碍住了。我们担心，我们挂虑，我们找各种各样的借口。我们尝试这样那样，基本上都是出自于恐惧。我们很少接触到当下此刻的奇迹，我们极少体验到纯然存在的状态。

而这可谓正是"荷欧波诺波诺"的箴言——本自具足，无须外求。

你所有需要做的，不过是把握住你的洪而已。

最后，正如修·蓝博士在我们的网站 www. zerolimits. info 中所阐释的那样："'荷欧波诺波诺'的目标是完全的自由。"

当你从一切数据中摆脱出来——再无思想、信念、程序将你掌控——你就可以接收来自于神性的灵感了。

我创作这本书的目的就是要帮助你重获自由。

而所有这一切皆始于我自己。

愿平静与你同在。

阿啰哈，纽依，罗阿。

（用我全部的爱。）

附录 A
"荷欧波诺波诺" Q & A

Q：我每天应当练习多长时间的"荷欧波诺波诺"？

A：一整天。最初，这需要一个有意识的决定。随着时间的推移，它会成为你的第二天性。我写这本书的同时，一直在念诵着那四句话。它们是我心中的背景音乐。

Q：当我练习的时候，我需要想着某个具体问题吗？

A：如果你有一个问题，那就想着它吧。如果没有问题，那就不用想。

Q：我现在每天都在实践这四句话，但事情看上去好像变得更糟糕了。

A：当你摇晃一个瓶子，若瓶底有沙，那么整瓶水看上去都会变混浊。而当除尽沙子后，你又会看到一些小污点还漂浮着。继续清理吧。

Q：我能为别人做清理吗？

A：你是清理自己对于别人的感知。如果你在他或她的身上感知到某个问题，那个问题其实是在你之内。清理你的内在。

Q：你是怎么使用巧克力来进行清理的？你会吃掉它吗？

A：吃它，闻它，舔它，冥想它。修·蓝博士觉得这些方法都是真实有效的清理工具。但谁知道呢？或许他只是想吃巧克力，所以找个借口罢了。

Q：我能换个顺序来说这些语句吗？

A：当然。

Q：我可以只说"我爱你"这一部分吗？

A：绝对可以。

Q：如果我清理时感觉到愤怒的话怎么办？

A：清理你的愤怒。

Q：内在小孩都有些什么名字？

A：所有你觉得好的名字都行。

Q：当我清理某项生意、财产，或者其他什么东西的时候，我必须亲自到现场去为它做清理并向它说话吗？我是否需要它的地址？

A：地址会有帮助，相片也会有帮助，但你并不需要亲自去现场。

Q：当我认为自己有某个问题的时候，我不应该提问，而是应当先停下来，清理，并认识到其实并不是我有某个问题，而是我的记忆或者数据想问某个问题？

A：是的。

Q：为什么清理掉我自己的东西会有助于世界回归零状态？

A：你就是世界。平静源于你。如果你在等待别人先你一步得到幸福的话，那么你就没有抓住零极限的重点，而且你就依然处于尚不清明的状态。先在你自己身上下功夫。

Q：我们怎么知道自己到了零状态？我们会知道吗？"荷欧波诺波诺"练习的目标就是要到达零状态吗？一旦我们到达了那里，我们会停驻在那儿吗？或者说我们必须一直努力？修·蓝博士到达零状态了吗？

A：你将不会再问任何的问题。

Q：当我们做呼吸练习时，如果我们呼吸超过七组，会有问题吗？

A：不会。

Q：我几个星期以来一直在练习"荷欧波诺波诺"，可是什么都没有发生啊。

A：什么都没有发生？真的吗？你怎么知道的？在你的意识觉知之外，当下就有着太多的发生，而你对它们却一无所知。要有点信心。

Q：啥时候乔·维泰利博士与修·蓝博士会再度联手带领工作坊呢？

A：那得等到修·蓝博士出关才行。

Q：我已经开始在练习那四句话以及清理方法了，我要怎样才能知道自己是做对了的呢？

A：你只要在做，那你肯定就对。

Q：我能把"荷欧波诺波诺"用在我的健康问题上吗？

A：可以。

Q：我怎么才能知道要清理什么呢？

A：清理你的不知道。

Q：当我们在做呼吸练习时，我们是应该用嘴呼气还是其他什么的？另外，在做呼吸练习时，我们是应当关注记忆或自己想清理的问题，或者我们啥也不关注，只是全然地呼吸？

A：把问题统统抛诸脑后，专注于呼吸上。

Q：我女朋友跟我分手了，我能用"荷欧波诺波诺"把她给追回来吗？

A：不能，但是你可以用"荷欧波诺波诺"来清理你的挫折感、遗憾感，或失落感。她是你内在程序的一种外在显现。你可以另外再吸引一个来，这颗星球上有好几十亿人呢。

Q："荷欧波诺波诺"会疗愈并且转化那个令我很生气的人吗？

A：不会，但它会疗愈你。当你获得了疗愈，外面的那个人就有可能会转变。

Q：我需要修·蓝博士为我赐下我的真名吗？

A：不需要。

Q：我若是用法语来念这四句话，效果一样吗？

A：效果一样。

Q：你在《零极限》之后，有没有出版另外的关于"荷欧波诺波诺"的书？

A：就是你正在看的这一本。

Q：我应当怎样将"荷欧波诺波诺"用于改善我的财务状况呢？

A：清理所有的那些让你感觉困扰的账务情况。相对于发展中国家里面那些甚至无法购买本书阅读的人而言，你已经成功了。

Q：我非常想要学习更多的关于"荷欧波诺波诺"的知识与技巧，我很想教授这门清理方法。我从哪里可以得到更多的信息呢？

A：没有什么好教授的。你的工作是针对自己做的。让你的生命成为灵感之源，成为鼓舞人心的典范。当然，如果你需要单独的辅导，可以考虑"奇迹教练"课程。

附录 B
白板冥想法

　　房子若是分裂了，它就会倒塌。同样的道理适用于国家、社区、组织、家庭，以及个人。就人类这幢大房子而言，个人就是其公分母。当个人分裂时，人类的大房子也就分裂了。

——修·蓝博士

　　（在第二届零极限工作坊中，那是在毛伊岛举行的，临近结束时，我在工作坊体验之后的清晨带领了一次私密冥想。这次冥想非常震撼，能量非常强大，所以我想把它放到这里，让你也能享受一下。）

　　冥想并不是说一堆人聚在那里，集体坐上一个小时，才能称它为冥想。冥想其实是你的生活方式。我以前有一件 T 恤，上面印着："冥想并非如你所想的那样。"我可喜欢这句话了。

　　我们在这里谈到的第一个层级以及我将要引导你的——因为现在冥想已经开始了——就是超越思想。想想上周，想想那块白板。你可以假想这儿就有一块白板。在某一刻，你可能会想要闭上眼睛，那就舒适地闭上吧。就这样让它发生，在你的脑海中，允许一块大白板成为冥想的背景。如果你对它看得不太清楚，那就在脑海中想象自己把椅子推得靠前一点，或者想象自己走上前去，将白板拉拢来一点，靠近你。

你现在有了这块白板，而在我说话的时候，你正坐着，你正在呼吸，你正在放松，同时又有些东西写在了白板上。就让它们来来去去吧，不用在意它们当中的任何一个。只是允许白板成为你当下体验的背景。在实相上，你并非你的思想，所以让它们来来去去，就像浮云流动。你不是你的情绪，你不是你的感觉，你不是你的身体。你是，实际上，那块白板本身。

就这一会儿，感觉一下，看一下，体验一下那个背景，那块白板，它是你的真我本质的见证。你听见的声音、你产生的感觉、你脑海中的思想，都可以放下了，让它们像幻灯片一样地滑过去吧。没有什么你需要注意的，没有什么是你必须做的，你只是在学习成为一个见证。

整个周末，当我在白板上面写东西的时候，你注意到我总是会把它擦掉。当我们周末结束离开时，房间中的白板又一次地变得干干净净，上面什么东西都没剩下。

如果你身体的任何部分感觉坐在椅子上有点不舒服，或者坐在地上不舒服，你只需在心中提醒一下自己，"我的身体感觉到有点不舒服"，然后让这个不舒服的感觉也滑过去吧。当你放松时，请闭上眼睛，在你之内享受这一刻的当下，享受你与白板之间的连接，享受一下你与神性的连接。我邀请你想一些你喜欢的东西、喜欢做的事情，或者喜欢成为的样子。它可以很小，比如说一顿丰盛的早餐或者美味的午餐。它也可以很大，比如说一幢房子、一段感情，或者一次疗愈，是什么都没有关系，就让它冒出来吧。你并不是非要想它不可，而是有些东西它自动就会浮上来。所以就让这个泡泡冒出来吧。

当它冒出来的时候，对它稍稍留意一下。你并不会对它上瘾，也并不执着于它，你只是允许它进入你的觉识中，并欢迎这份体验。它从你的觉识中冒了出来，你拥有了这个东西，做了这件事情，或者成了那个样子，你感觉怎么样？看看你能否具体表达那一刻的感受。你仍然可以与白板合一。它代表着神性，而刚才我邀请你做的就是允许你想要成为的样子，想要做的事情，想要拥有的东西漂浮进入到白板中。以你觉得舒适的任何方式，将它融化、转化，或者转换进入你整个存在的背景当中。放手让它走吧。你已经把你的需求告诉白板了。

你现在正闭着眼睛坐着，跟这块白板待在一起，若是要用任何的词语来形容这块白板的话，最常用的词是爱。允许爱的感觉遍布你的全身，遍布你的觉识，进入你所有的存在。无论那感觉是什么样的，请感觉爱。感觉与神性的连接，通过允许它而感觉它。思想来了又走；我的声音来了又走；身体的感受来了又走；情绪来了又走，在这所有的来来去去的一切背后的那个东西，就是真正的你。

将注意力放在你的呼吸上。吸气，呼气。吸气，呼气，节奏由你掌控，以舒适为宜。当你在呼吸时，想象能量从地球注入你的双脚，从宇宙的核心注入你的双脚。能量从你的脚底灌入。它穿过你的脚踝，流过你的双腿，慢慢地向上运行。你能够感觉到能量的上行。

想象你最初没有感觉到它。只是想象当你在呼吸时，能量从地球上行，将你与神性连接在了一起，而且是通过你的身体将你与神性连接在了一起。它穿越你的身体一路上行，穿越了你的心，穿越了你的喉咙，穿过你的头部，最后从你的头顶穿出，进入这个房间。它正在为你做清洗，由内向外的清洗，并为你注入能量。

这股能量正在为你注入你想要拥有的东西、想要做的事情、想要成为的样子，就是你先前从白板冥想中冒出来的那些东西。允许这股能量从你的脚进入并一路向上。当它流过你的脚时，你可能会感到有点痒，当它流过你的身体中部时，你也可能会感觉有点痒。你也许会感受到一股振动或凉意。每个人的感觉都不同。允许这股能量从你的脚进入并一路往上，穿越身体，穿过头顶。你正在变为神性的一根音叉。

　　我希望你伸出手来，触碰身边人的手，这样我们就可以手牵着手，享受这股能量流经我们，分享它。房间里有一股蜂鸣声，你的身体里也有一股蜂鸣声。让它流经你，伴随着一股电流流过这个房间，流过这些彼此连接着的身体。这股能量源自于神性，它穿越了地球，穿透了你的身体，从你的头顶穿出，从你的手中穿出。它现在正与房间中的每个人分享。它正在为我做清洗。它正在为你充电，正在赐予你力量。它正在帮助你在物质层面显化出你刚才所说的你想要拥有的事物、想要做的事情、想要成为的样子。而在这一切的背后，则是那块白板的清明。你就是神性。

　　现在，你们手牵着手，你知道该如何做清理了，我们这个周末一直都在教大家如何做清理。你可以静静地说："我爱你。"当你这样说的时候，这句话就会像涟漪般在整个教室中荡漾开去，它会触碰到每个人的心，帮助清理并疗愈每一个人。然后它又通过我们，延伸向整个宇宙。"我爱你，对不起，请原谅，谢谢你。我爱你，对不起，请原谅，谢谢你。我爱你，对不起，请原谅，谢谢你。"

　　在这一刻的体验当中，你愿意停留多久就停留多久。你可以在任意感觉舒适的时刻，睁开你的眼睛。"我爱你，我爱你，我爱你，我爱你，我爱你，我爱你，我爱你，我爱你。"

你们都是了不起的人，都是灵性的连接，与神性的连接，神性之光透过你的眼睛闪耀于此世间。你有没有在每个人的身上看到这一点？当你环顾房间四周时，你有没有看出这一点？你看见神性了吗？房间里有一阵电流的蜂鸣声，仿佛我的手指头都被它舔过了，然后被放在了光的插座里。我现在不得不在地上躺一会儿了。

我非常感激你们，感激你们每一个人，感恩你们来到毛伊，来到这个周末的欢聚会场，来参加这个冥想。我真的不知道会有几个人来，5个，或者50个。我没有想到几乎所有参会的人都来了。我非常感激你们的参与，感激你们每个人都进入了如此深层的禅定状态。我的意思是说，我看着你们每个人，每一个人，都进入了甚深的禅定状态，都朝着白板走去。

我在这里带领大家做的冥想，如果你们愿意听听关于它的简短解释——修·蓝博士会把这个称作为狗屎——来了解一下它具体的发生过程，就会知道其实我在带领大家做冥想时的第一步是将你们引向神性，我称之为白板。我感觉称之为白板会很顺畅，因为你可以想象在上面写写画画，然后再擦掉，但是第二步，我是希望能够带领你与神性取得某种程度的连接。我所学到的是，一旦我与白板建立起某种程度的连接之后，就能向神性提出请求。

　　重要的是，当我向神性提出请求时，我必须保证它并非一项需求，必须保证它不是一种执着，不是一种上瘾。它反而更像是，"如果我能够体验这个、那个的话，那感觉太棒了"。我们提出的请求应当是这一种。我们并不强求它一定会发生，也不会因为它没有发生而感到绝望。它更像是我来到神的怀抱中，如果你愿意的话，然后说："我能拥有这个吗？"我向他传递请求的媒介是感觉、意象与专注，这就是为什么我会邀请你感觉一下当你已经拥有了你想要的东西时，心中会升起的感受，以及你相应会做的事情——无论你究竟想要的是什么。你将此心愿以感觉的形式向神性做出了表达。

　　然后我从此状态中后撤，因为你已将自己的请求送了进来。这当中没有执着，没有上瘾，你只是送入自己的请求，然后就走开了，转身进入更深层次的清理。"我爱你，对不起，请原谅，谢谢你。"我将你带回到白板，然后，就在那个时间点上，我感觉自己获得了一份灵感，要将能量由下往上地带入我的身体。

　　它已经发生在我身上了，我接收到灵感的指引，让我将它与大家分享。这就是为什么我会引领你们想象能量从脚下扬升，将你与神性连接在一起，帮助你成为一个灵性的存有，同时兼顾着肉身的体验，然后我就彻底地顺漂了。我另外还接收到灵感要让你们彼此牵起手来，触碰到彼此，创造出这样的能量回路，然后我继续顺漂，直到最后我倒下了。有那么多的能量流经我，我真的倒下了，然后也闭上了嘴巴。

然后我全然地允许你去往尔之所去，或从你所从来之处出来。你们当中的一些人现在仍在那里，而这对我而言是全然接受的，因为冥想之初，我就说过："冥想并非如你之所想。"我另外还说过："冥想并非你在一小时内所做之功。它是你一生所行之事。"你们还是在冥想当中。当你离开这个房间时，你仍然在冥想中。就像我昨日所说，当你走路之时，你也可以带着冥想走路。

行进在平静中。

附录 C
乔·维泰利博士访谈

（下面的这一篇文章，是巅峰生活出版社的科丽·巴萨拉巴对我的访谈录，主题是《零极限》与"荷欧波诺波诺"。因为它很有深度，并且很能说明问题，所以我将它附录于此，与你分享。）

科丽：维泰利博士，今天我们要探讨的是古老的夏威夷疗愈传承——"荷欧波诺波诺"。

您在《零极限》一书中写到自己跟"荷欧波诺波诺"接触的经历。请问是"荷欧波诺波诺"的哪些方面引起了你的注意，带给了你创作此书的灵感？

乔：嗯，吸引我的那件事，我这一辈子都忘不了。我第一次听人说起时，我像是在听一个神话故事，或者那件事情有可能是个谎言，或者是都市童话？因为这事情实在太大，太震撼。

我的一位朋友告诉我一个故事，说有个治疗师协助疗愈了夏威夷某个精神病院里患有精神疾病的罪犯。但最关键的一点是，那位治疗师并没有通过常规的方法给那些病人做面对面的治疗，用的是某种不同寻常的夏威夷疗法。

也就是说那是一个无须动手的奇迹疗愈。因为这些犯人全是患有精神病的罪犯，而这位医生却以某种方式治好了他们的病，所以我想看看这个传说到底是不是真的。而且这里的关键点在于，如果这件事情是真的，那个时候我还不知道它是不是真的——我猜它八成是假的——有人就喜欢讲那样的故事，因为它太励志了。如果那个大医院，里面那么多病人，而且都病成那样子了都能被治好，那么你和我，还有这节目的所有听众，还有那些在这个星球上漫步的人们，相对而言我们各自的问题都显得太微不足道了，肯定也能把我们给治好。

所以我是被这个故事给鼓舞了一下。我想要搞清楚它是不是真的，而且我想要传播这个故事，并从中学习。

科丽：那么后来当你开始调查的时候又发现了什么呢？

乔：我第一次听见这故事的时候，我没有展开调查。我把这件事耽搁了一整年。我算是相当敞开的了，但同时我也会存疑，且我想要更多的证据。而告诉我这个故事的朋友，他什么证据都没有。他对这件事的细节一点都不清楚，而且一点相关资料也无法提供，他既没有书本，也没有网站。他除了给我讲点故事以外，什么东西都拿不出来。所以我把这件事儿就搁一边了，一搁就是整一年。

第二年他又给我翻出这个老故事来，而这一次引起了我的重视，因为我把旧事重提视作一个信号。我觉得我们应当调查一下这个事情。于是他和我就找来个笔记本电脑，开始搜索。但什么都搜不到，偶尔也会蹦出来几个名字，我们不知道那是不是这位治疗师的名字。从那个时候起，我的调查就正式展开了。

当我办完事离开，回到我得州的家中时，我就开始进一步搜寻。我找到了那位治疗师，而且我还找到了他的电子邮箱。我给他发去一封邮件，然后就和他通电话了。

在那么多次通话中，最令人难忘的是第一次通话。

科丽：我想那对你来说肯定是挺兴奋的一刻，你既好奇又乐观，就要听见答案了：到底是不是真的？

乔：那时什么感觉都有：激情、兴奋、好奇、希望、灵感……各种各样的情绪。同时我也没忘记自己的记者身份，问一些很难的问题："这件事是真的吗？""那家医院在哪里？""你到底做了些什么？"

我在《零极限》书里提到了这些，但这个电话变得很有趣，因为他对我讲了许多关于这个特别的夏威夷疗法的事情，但这个疗法有点超越我的经验范畴了。我倒是在形而上学方面做了许多的相关研究，也写了很多关于灵性、观想、肯定句、奇迹、魔法方面的书籍与文章。

然而此刻他所谈到的则是一个完全不同的层面，是对于生命以及与神连接方面的一个完全不同的理解。所以，即使这样，那次谈话还是持续了大约一个小时的时间，这次谈话本身就令人感觉挺不可思议的，他虽不了解我，但却非常慷慨，非常敞开。

那次谈话中他提到他要举办一个工作坊，我想大概是在那个周末或者第二周的周末，在加利福尼亚举行，于是我和告诉我这事情的那个朋友一起飞到了加州参加这个工作坊。

科丽：你在打电话时，是不是就感觉到你自己已经踏入一个令人兴奋的领域？

乔：绝对是，我所有的疑问都获得了解答。我对这些答案并不一定都能领会，但我的问题全都获得了解答，而且我去了这个研讨会，面见了那位治疗师．他的全名叫作伊贺列卡拉·修·蓝博士。

我一见到他就喜欢上了他。我对工作坊中的内容非常热爱，然后我就在那儿跟他说我想写本书，但他不想写。

那个时候他还是挺顽固的。他说以前有人给他提过想写本书，但他那时候不想写。

然而我的好奇心依旧，想自己多学学，学好了我就能够与他人分享。我想把这些东西用在自己的生活当中，同时我也想把这些好东西与人分享．自助也助人。

科丽：所以，你在那个名字叫作"荷欧波诺波诺"的疗法里发现了什么让你兴奋的东西？

乔：我想大概有两三件事情吧。一个是这个方法的简单性。它非常简单，一共就四句话，你就在心里反复说这四句话，就能够解决你自己生活当中或者你感知到的世界上的所有问题。"荷欧波诺波诺"的核心在于为自己生命中的一切事情负责。

这个观念可是个大块头，估计你的脑袋不太能想得通，但我为什么兴奋呢？因为我发现这个观念意味着你被赋予了巨大的权力和力量。这样的话你就不用四处去找人帮忙了，你也不用换人了，你也不用四处去找其他的产品或服务了，基本上你就不用向外求了。

这是一项内在的工作，我喜欢。我喜欢这种拥有力量的感觉，这样你就不再是一个受害者了，你就从形态各异的受害者情结当中解脱了。你现在对所有的事情都负起了百分之百的责任。所以这个方法我喜欢。

然后呢？这四句话对于我来说非常容易，我张口就来，至今不辍。即使现在我在这儿做节目，但我心里的背景音乐还是这四句话。但那个时候刚学到这四句话，我还不知道成天说这四句话——"我爱你，对不起，请原谅，谢谢你"——居然会有那么强大的威力，能够让生活变得如此轻而易举。

然后我想，第三件让我兴奋的事情是，我听见许多人分享自己因践行"荷欧波诺波诺"而改变人生的故事。

第一个，也是最重要的故事，是修·蓝博士治愈精神病罪犯的故事。

所以当我听到这一切时，我非常激动。连如此不可思议的情形都能发生，那么运用这个简单的、不同凡响的、读音有点绕口的、疯狂的方法，还有什么不能解决的问题与挑战？

科丽：没错。人们可能没注意到，修·蓝博士并非面对面地帮这些人治疗，他虽然帮了他们，却从来没有见过他们。他只是在自己身上下功夫，就把病人治好了，这就是这个方法的神奇之处。

乔：为了精准，我补充一点，他是见过他们的，只是并不像专业医生看病人那样见他们。在穿过病房的时候他会看见这些病人，因为他必须到那儿去。他的工作要求他到病房去看看病人，但并非以看诊的方式。

他也没有像传统治疗师那样，叫病人到办公室来，面对面坐好，然后开始聊天。他没有那样做过。

他只是会查看阅读病人的档案，当他在看这些档案的时候，他会注意到自己当时的感觉，比如说是愤怒、暴怒、羞耻感，或者是挫折感、不幸福感，等等，他关注着自己的情绪。

他承认那些东西的存在，然后他会问自己，我是怎样把它们带入我的生命中来的？他对发生在自己生命中的一切负起百分之百的责任。

现在，这些精神病罪犯进入了他的生活实相当中，他为此承担百分之百的责任，他感觉自己内在升起的疼痛与痛楚，然后他就开始做清理（他称之为清理）。他开始清理这些感觉，而当他清理自己，感觉自己的内在状况得到了提升时，不可思议的事情发生了，那些病人的状态开始变好了。

科丽：许多人都想要了解你对于"荷欧波诺波诺"的体验，你能不能给我们举一些例子，说说看你在练习"荷欧波诺波诺"之后生活有了哪些改变？

乔：是的，这个问题很容易回答，因为例子实在是太多了。我现在每天都在练习"荷欧波诺波诺"，一天24小时无有间断。它完全是自动发生的，甚至连我在睡梦中都不曾间断。

换句话说，就连现在我也在说这四句话，就在我和你聊天时，我也在做着清理。那这样的话会产生什么效果呢？首先，它带给我平静。我正在尽力不断清除所有的旧有程序。

"程序"一词是修·蓝博士在《零极限》中经常使用的一个术语，意指信念系统、负面思想、过去的能量阻塞、思想形态，包含所有的那些阻碍了我们临在于当下，让我们当下无法享受平静的东西。当我在这样做的时候，我就能越来越多地进入心灵平静的时刻，感受到一种敬畏之心。

这当中有一部分确实很难描述，因为过去的我无论做什么都会全力以赴，无论面对什么困难、挑战、机会、问题，总是想要取得胜利。

但我现在放松多了。举例来说吧，6年前我第一次参加修·蓝博士的工作坊时，我得了尿路感染，开始出现发炎的症状，而当时我正好在旅途中，于是我尝试去做一件全新的事情。

所以我就开始说："对不起，请原谅，我爱你，谢谢你。"因为我能感觉到身体的状况，所以我一边念诵这四句话，一边专注在自己的感觉上，然后症状就消失了。它被融解掉了，它消失了，而我没有做其他什么事。

我没有服用任何药品，也没有去看医生，或者上医院，或者喝大量的水，我甚至都没有采取大部分人都可能会选择的简单措施。我只是做了我在《零极限》里面学到的东西。

那是我最初尝到的几次甜头之一。然后我就开始把这个方法运用在一切场景下。例如有一次我收到一封电子邮件，发送邮件那个家伙对我简直怒不可遏。我记不得他是为什么原因，而且原因根本不重要。

这也是清理中的要点之一，无论能量阻塞显现在什么地方，都不重要，只要它们显现出来了，你就可以清理它们。

所以我没有回复这封邮件，要换成过去我肯定会回复的，而且还会跟他摆事实讲道理，我会站在他的立场上思考，再从我的立场出发，尽一切努力来让他恢复平静。

但我并没有这样做。我只是坐下来，然后实践我的"荷欧波诺波诺"："我爱你，请原谅，对不起，谢谢你。"我把他放在我的心里，我在自己的内心练习"荷欧波诺波诺"，直到我感觉平静为止。

然后我回到工作中，处理我的生意，这时我又查看了一下电子邮箱，发现那个人又发来了一封邮件，对他的第一封邮件表示歉意——他的第一封邮件我都没有回复过哦。

就像是问题自己消失了，无须我的参与，无须我任何外在的努力。这是我回想起来的初学实践"荷欧波诺波诺"时遇到的两件大事。

科丽：这些例子太棒了！正如你说的那样，这让我们更想知道这个方法能否带给我们更大的惊喜？如果使用这么简单的一个技巧，就能出现这样的结果，那它接下来岂不是会创造出更大的奇迹？这真是太令人激动了。

现在你已经把这个方法传递给很多人了。你的学生有没有向你反馈过他们运用这个方法所取得的成果，让你更加坚信这个方法确实有效？

乔：我现在脑海中立刻就闪过好几个故事，我挑一个最近的来讲。那是一位医生，他有一个双胞胎兄弟突然得急病去世了。他在痛失亲人、痛失双胞胎兄弟的情况下，会带来一系列的伤感联想，比如说：我可能就是下一个（我也快死了）。

所以他非常害怕、悲伤，陷入了极度的沮丧中，这时他遇见了《零极限》，遇见了"荷欧波诺波诺"，此时他已经无计可施了，所以他就开始尝试"荷欧波诺波诺"。

他开始念诵这四句话，并且尽可能地学习"荷欧波诺波诺"方面的知识，用于对治他的焦虑。很快地，他的焦虑就消失了，他整个人变得非常喜悦和强壮，于是他就回去工作了。他的关系与健康都超级棒。逼过练习"荷欧波诺波诺"，他的健康状况比以前更好了。

我自己多年前也失去过伴侣，我知道那深切的悲伤降临时的惨景，也知道那种悲痛能够持续多久，所以这个人真是很快地就走出了这一阴影，很快地就把自己给疗愈了。

还有一些人是在其他方面运用"荷欧波诺波诺"。我听说过有人在生意方面运用"荷欧波诺波诺"，因生意不景气，想用"荷欧波诺波诺"试试。我也听说过人们用"荷欧波诺波诺"来清理他们对于金钱的恐惧，对于自己收入下滑的恐惧，或者对于自己的事业以及成功方面的恐惧。

所以那个为自己的生意实践"荷欧波诺波诺"的人来向我汇报说，他的生意增长了，但关键是也没有通过任何外在的努力来令其增长。

我原本想建议他打打广告，发些营销电子邮件和广告信件之类的。但他什么都没做，只是用"荷欧波诺波诺"来清理自己的感受，来感觉一下自己与事业，以及自己与金钱之间的关系。结果他的生意莫名其妙地变好了，没有用任何的传统市场营销手段。

也有人把"荷欧波诺波诺"用在人际关系方面。我记得有一位女士谈到她和姐姐之间的关系，她俩关系一直都不怎么好，总是吵架。但从这位女士学习了"荷欧波诺波诺"之后，有一次，她耐心地坐在姐姐对面听姐姐抱怨一切，心里却念诵着那四句话。然后她注意到姐姐平静下来了，放松了，没有发脾气，也没有激烈的争辩。

还有一位老师告诉我说，他曾将"荷欧波诺波诺"用于教学当中。他的一个学生从不参与课堂活动，非常害羞和内向。这位老师并没有当面教育这位同学，他只是坐在教室前面，做他平常做的工作，但内心却一边想着那位同学，一边实践"荷欧波诺波诺"。

他说然后这位同学就开始参与了，开始举手，开始做练习，开始积极参与课堂上的活动。他唯一能归功的，就是他们心中实践的"荷欧波诺波诺"。

科丽：许多人对于如何将"荷欧波诺波诺"用于获得某个特定的成果非常有兴趣，比如说，怎样有效地将"荷欧波诺波诺"用于创造财富？

乔：将"荷欧波诺波诺"用于创造财富的渠道很多。但我想人们需要注意的第一件事情就是，"荷欧波诺波诺"的核心在于从你的内在解决问题。它从来都不是说从外面来改变任何事情。

当任何人向外一看，然后说他们必须改变那个关系，因为他们不喜欢那个人，或者我必须改变这个财务状况，因为它看上去不怎么地，那么从"荷欧波诺波诺"的角度来讲，这些人就是选错了视角。

因为你真正需要看的是，为什么你会担心自己的财务状况？换句话说，你关注这个问题，那么这份关注的背后肯定是有原因的，而且这个原因多半并不会让你感到愉悦。你在关注它，因为你担心它。

"荷欧波诺波诺"是要帮助你解决掉那个担心和挂虑。每当外面仿佛出现了一个问题时，"荷欧波诺波诺"就是你想要从自己的魔法口袋里掏出来的法宝，用它来将问题解决掉。

这就是它最好的地方了。当你照顾好那份内在的担心时，外在的问题也就随之解决了。我在自己的生命当中见证了这个，真是相当奇妙，尤其是将"荷欧波诺波诺"用于吸引财富或金钱的时候。

在过去的几年中，随着我实践"荷欧波诺波诺"，每件事都开始变得越来越轻而易举，而其中最重要是，我不再关注外在的问题，我关注内心。

我见过修·蓝博士花钱，他对金钱的态度轻松随意。有一次我们一块儿去吃午饭，在离我家不远的得州温柏里小镇上走着，我们进了一家小店，然后他买了两件小玩艺儿，却给了收银员20美元的小费。

这并不是在餐馆里，餐馆里给一直站在你旁边的服务生小费很正常，但在零售店里给收银员小费却很少，况且他只是买了点小东西，就给了这么多小费。而那个收银员也很惊愕，不知道该怎么办才好。

　　然后修·蓝博士笑眯眯地看着我说："你知道，宇宙会把那小费还回来的，我们整个星球都是很富裕的。"他这可不是在说肯定语句，而是一种存在方式。这是他看世界的态度。

　　所以，富裕已然存在那儿了。当我们向外没有看见富裕时，那就是我们需要清理的问题所在了。我们需要清理自己对于实相的感知（理解），让自己不至于坐在那儿想，哇噢，财富啥时候才能到我这儿来啊？钱啥时候才能到我这儿来啊？资金啥时候才能到位啊？

　　当你真正地清理掉了那个问题，然后你就会站起身来，看着外在的世界说："哇，到处都是财富，到处都是机会，钱从四面八方流向我哦！"

　　这感觉就大不同了，但它确实就会发生，只要你每次感觉自己在操心、挂虑了，就赶紧用"荷欧波诺波诺"来清理自己的内在。

　　科丽：通常我们遇到外在的问题时，大部分人都会尝试，或者甚至是被教导着要去勇敢面对并试图解决这些外在的问题。

　　而"荷欧波诺波诺"则给了我们另一个看问题的角度，此处我们是进入自己的内在，看看那个问题在我的内在何处，然后"荷欧波诺波诺"就为我们提供了工具去解决内在的问题。我想它的思路就是，一旦我自己的内在清明，那么当我面对外面的世界时，就会感觉自由，而且会做一些自己平常根本不可能做的事情，这样就能够创造出财富。或者是我会跟随直觉，采取行动，而这些行动可能在过去我是根本不敢做的，害怕做的，于是就会创造无限的可能性。我这样的理解对吗？

乔：基本正确，但稍有偏差，因为对于"荷欧波诺波诺"来说，我们首先要学习的第一要点就是没有所谓的外在问题。

修·蓝博士最喜欢这句话："你有没有注意到，每次当问题出现的时候，你都在那里？"

因为每次问题出现的时候你都在那里。为什么会这样呢？因为你正在参与这个问题的创造，而这份参与是一个内在的事件。

当我们从内在把这个问题照顾好了，从你的内在再次感知到那个问题，然后将它清理掉，于是外境，就是你将其感知为存于外在的那个问题，也会消失。它会改变和变化，会消失得如此彻底，以至于你甚至有可能根本记不起来你曾几何时还把它当成是一个问题。它会全然从你的记忆中被释放。

这就是清理的力量。所以举例来说，当人们开始运用"荷欧波诺波诺"来清理财富时，清理他们对于财富的焦虑与担心，他们就有可能抓住一些机会，这些机会若是在以前的话他们肯定是会放过的。他们也有可能做出一些自己以前肯定做不出来的事情。或者他们也可能什么事都不用做，依然继续曾经的生活，呼吸着现实的空气，重复他们平常日子里的事情，然而财富却会来到他们身边，因为他们已经不再阻碍财富的到来了。

另一件正在发生的事情，就是你的感知会发生改变。你再向外看的时候，就像我现在从自己二楼的新办公室里向外看，我会看见那些美丽的树木，仿佛是生机勃勃的繁荣宇宙。

但在几十年前，当时我无家可归，正在跟贫困努力战斗，那时候我可看不见这些。我向外一看，啥也看不见，除了一大堆问题，树木依然存在，大自然的生机勃勃依然存在，繁荣的宇宙依然存在，但我却看不见它们。

所以当我们清理自己内在的这些问题的时候，我们的心灵确实扩张了，我们一直以来都戴着的眼罩被摘掉了，所以我们就能够看见财富的机遇、金融的机遇，以及其他那些我们一直渴求的机遇。

科丽：这真是太有帮助了，因为我肯定能够向内看，找到那些我感觉有问题的地方。但能不能放下那个问题，又是另外一个完全不同的层次的事了。

乔：先在那儿稍停一下，因为这个议题太大了。当我们在自己的内在经验这些问题时，首先，那是它们唯一所在的地方，在我们之内。问题不在我们外面。

你会感知到某个问题在外面，因为你是在用自己的眼睛，用你的耳朵，用你的大脑以及所有那些相关的身体部位。但所有的输入都是在你的头脑中，都在你的身心系统当中。问题在我们之内，在我们的心灵（灵魂）里。

当你把这些问题放在自己的觉识中，聚焦于它们时，不用担心，因为你的觉识大至无边，你根本不用操心会罩不住那些问题。然后你关注它们，不断地说："我爱你，请原谅，对不起，谢谢你。"通过这样的方式聚焦于问题，问题就会开始消失。

当它从你的身体当中被清除掉时，你再也不会在你的系统中感觉到它了。然后你向外时，它已被解决或者是被移开了。或许会有些事情要做，那时内心有个声音会告诉你该怎么做。

科丽：还有一个与我们大部分人最密切相关的问题：我怎样才能用"荷欧波诺波诺"来完全宽恕某人？

乔：你一定要记住，它跟另一个人无关，它跟你有关。而你真正在做的事情是宽恕你自己。这是你在运用"荷欧波诺波诺"的眼光看问题时的第一要素。

或许现在我们将"荷欧波诺波诺"稍微剖析一下会比较有帮助，因为当我说："你所需要做的只是说：''对不起，请原谅，我爱你，谢谢你。'无论你对它有什么样的感觉，无论你用哪种组合顺序。"我的意思是只要你感觉好就好。

但当你在说这些话的时候，你真正在做的是什么呢？就我而言，我是在说："对不起，因为我一直处于无意识状态。请原谅我，因为我没能意识到自己的程序、自己的负面信念系统、自己的过去记忆。请原谅我吧，因为我没能保持足够的警觉，负责任地意识到我自己是怎样协助创造出我现在感知到的这个问题的。"那是你真正在说的东西。

接下来是"谢谢你"，你是在向神性表达感恩。神性这个词是修·蓝博士惯用的。有些人可能称之为神、道、生命，或者大自然，其实无论你用哪个词来形容那个更大的能量领域都可以，而我们每个人都是那个更大的能量领域的一部分。你在向他表达感恩，因为他帮你从内在清除了那个问题。

最后我喜欢用一句"我爱你"来做结语，当然你也可以把"我爱你"放在任何位置上。但如果你把它放在结尾，说"我爱你"，就有着更深的含义。如果我们想要找一个词来描述神性，或者描述宇宙的本质，描述你灵魂的本质，那么最恰当的一个词就是爱。当你在结尾时说"我爱你"，你就是在重新融入生命的本质。你再次与神性合一，重新融入自己对神性的挚爱。

所以"对不起，我爱你，请原谅，谢谢你"的真实内涵远远超过了它的表面含义。而且在它们每一句话的背后实际上都有着某种能量。它们就像是一把灵性的密码钥匙，能够打开你内心的感受，于是你就能释放这些感受。无论问题是什么，其实都不重要，它可以是宽恕某个人，或者是你自己或他人身上的某个健康问题，无论你感受到的问题是什么都可以，你只需要关注它们，然后朝着你与神性之间的连结，心中默念这四句话。

在许多方面，无论你把什么问题扔给我，我都会开出同样的处方。虽然问题各个不同，但答案都是一样的。

科丽：所以无论我们正在经验到什么问题或者麻烦，我们都可以用同一方式处理。了解自己感谢什么，对什么感觉抱歉，真的很重要。

因为我收到一些听众来信，他们说："当我说'对不起'的时候，感觉像是自己做了什么错事一样，但我其实并没有呀。"所以他们对说"对不起"这句话心里有抵触。

乔：这是人们最抵触的一件事情了。在我看来，人们抵触的第一件事情就是为生命当中发生的一切承担完全的责任。

这个问题是个大问题，所以我在采访之初就谈到了，但它同时也是最为重要的一个问题，因为它并非表面看上去那样威胁到了你，它其实是赋予你力量，解放了你，赐予了你自由去解决那些正在发生的事情，或者你感知到的正在发生的事情。

另外一个就是"对不起"。我这些年已经听过很多很多遍了，人们不想说"对不起"。他们会感觉像是自己做了错事，或者犯了罪，所以有一次我就和修·蓝博士聊起这件事，他说："那好吧，他们可以改说'请原谅'。"但是人们还是反对，我已经把这个替代方案告诉过他们了。

他说："那好吧，他们就无须再说'对不起'了，但如果他们在清理自己的问题的同时说'对不起'的话，效果会更好。"

科丽：所以当你说这些话的时候，无论什么样的感觉升起，你都可以去清理。

乔：是的，你会清理它们。当我向神性说"对不起"的时候，我并不是认为自己把事情搞砸了。我是在想我一直以来没有具备足够的意识觉知，而且我们大家都被自己的无意识心驱动着。我们的意识心不过是冰山一角罢了。无意识心才是大轮船，它是核反应堆，它是记忆仓库，里面装着所有的信息和程序，而且我们都不清楚自己的无意识心中到底有些什么。

所以我们经常会无意识地做出某事，无论我们事后有没有觉察到它，或者其他人向我们指出来，或者我们会陷入某种处境当中，在此处境中我们会觉得自己跟别人之间存在着问题，但我们甚至都无法看出我们是怎样无意识地参与了这个处境的构建的。所以我说："对不起，因为我没有觉察到。请原谅，我不知道自己的无意识心中发生的一切，但请让我们一起来解决它吧。谢谢你，帮我疗愈了它，清理了它，擦除了它，我爱你。"

科丽：如果某人正在经历一段悲伤的情形，你确实会说"对不起"。如果我发现自己无意中伤害了某人的情感，冒犯了他，而我又很在意他的话，我就会说"对不起"。你知道吗？哪怕我不是故意的，我还是感觉应该说"对不起"。

乔：这正是我们在谈的要义。我们过去无意识的行为或思想以某种方式导致了我们现在的这种感觉，而我们不喜欢这种感觉。"我很抱歉，对不起，我不知道自己无意识中的这些思想与行为会导致如此的结果。我真的很抱歉，对不起，请你原谅我。"

科丽：这真是太棒了，因为很多人都在这个问题上有点疑惑——"我负责意味着我有错。"这会带来一种罪咎感。你能告诉大家如何区分吗？

乔：好。我们对于所发生的一切负责任，但这并不表示我们以任何方式、形式或形态应当为此而受责备。责备或许可以被用在你有意为之，对自己或别人做了某事，而且即使在那种情况下我都不太肯定责备会是一个正确的看待问题的方式。

我们真正想要做的是对我们生活当中一切情绪方面的波动起伏承担起责任。我记得有一则几十年前的老电视广告，有句台词对我印象深刻："你的问题不是你的错，但却是你的责任。"

我一直都很喜欢这句话，因为它太清晰了。你不应当受到指责，而且根本也没有任何人在拿指头指着你说因为你吸烟，所以你是错的，或者指责你其他任何方面的问题。吸烟不是你的错，但却是你的责任。

通过这样的区分，我们就能将谴责你与帮助你区别开来，而且同时把问题及其解决方法都放在你怀里，现在你自由了，你可以为之做点什么了。

科丽：如果你觉得那是别人的错，或者你认为别人应当为你的生活负责，那么你就真的是无能为力了，就是想改变都没办法。而通过承担起责任，你就重新找回了自己的力量，可以做些事情来解决问题。

乔：是的，它确实会产生效用。现在我脑海里浮现出好几个例子，我挑一个来讲，那是玛贝尔·卡茨的亲身经历。她是"荷欧波诺波诺"的导师之一，曾跟随修·蓝博士学习"荷欧波诺波诺"。她曾经是一个税务代理或者是会计，我记不清了，常代表客户去国税局进行账目审计。她去到那里，其他什么事都不做，就是一心清理，然后她亲口告诉我，仅凭清理，她会让国税局不找客户麻烦，或减少客户该缴的费用与罚金。

现在，大部分人提起国税局的时候肯定会想："好嘛，那个地方我们可控制不了，我们根本渗透不进去。"但这不是真的。当你在这样想的时候，你的感知就会把你引向某个问题。玛贝尔的做法则是国税局与我是一体的，国税局在我之内，无论我跟国税局之间有着什么样的关系，我都会在我的内在进行清理："我爱你，对不起，请原谅，谢谢你。我爱你，对不起，请原谅，谢谢你。"

然后，国税局就改变了。无论这是一种感觉，还是一种投射，我不知道我们究竟能走多远，用比喻的、形而上学的方式来描述整个事件的发生，但是，从整体的"荷欧波诺波诺"的角度来看，只要你改变了自己的内在，外境就会转变。

在我的零极限工作坊中，我曾对学员说："你知道吗？想要改变外面的世界，想要改变别人，就像是你清晨站在浴室镜子前，给镜面画上妆，或者用刮胡刀刮擦镜面一样。"

科丽：非常有道理。我这儿还有另外一个好问题，有人问道："当我练习'荷欧波诺波诺'的时候，我是否需要让自己进入某种特定的思想状态，或者我就只是单纯地念诵这些话就够了，就像我早晨开车去上班时一边开车一边念诵那样？"

乔：不必。你无须让自己进入某种特定的心境当中。我觉得你只要学会念诵它们就好了，无论是有音频辅助还是有其他辅助，或者完全自己念诵，都可以。我喜欢自己念诵，因为你就是需要到达某个点上，在那儿我们每个人的脑子里都回响着零极限的自我对白。

大部分人当下的脑海里就正在进行着自我对白，内容多样，从"这东西不错"，到"这个我不太理解"，到"哦，我忘了喂猫了"，到……你知道的，什么样的内容都有。而通过持续念诵那四句话，你头脑中的自我对白将由思绪万千简化成为"对不起，我爱你，请原谅，谢谢你，我爱你，请原谅……"它会不断地持续下去。

科丽：我有过这样的体验，开始清理之后，我发现自己在街上走着，而那四句话全自动浮现在我的脑海中，而我注意到当你有着这样的想法时，就不会有任何的负面思想。这种平静的状态实在是太棒了。现在我们可以轻松地切换成零极限的频道。

还有一位听众写信，问应该如何将自己头脑中的自白替换成美丽的"荷欧波诺波诺"语言。她说："当我记得时，我会重复念诵；但当我忘记时，小我又会开始喋喋不休。"而你刚才所说的就是通过注意到自己的思想，你就能够选择取代。你有没有注意过自己的取代过程？你花了多长的时间才成功地让那四句话自动自发地在你脑子中重复？

乔：很快啊。当然我不会说是一晚上的工夫就搞定了，但相对而言它还是很快的，大概就几个月时间吧。而且你还要记得，这并不是什么高难动作，你不要强迫自己，像是跑到健身房去做几百下俯卧撑或者其他什么练习那样。

"荷欧波诺波诺"全然不同，你只要说"对不起，请原谅，谢谢你，我爱你"就行了。我只要记得起来，随时都会做的，而且若是能够有一些小小的提醒，效果会更好。换句话说，弄张小小的黄纸贴在你的电脑上，或者写下这四句话贴在你的汽车仪表盘上，或用其他的方式提醒自己记得说这四句话。类似的小东西都可以帮助你不断地进行练习。

科丽：有个人问，他们在说这四句话的时候并没有相应的感觉。请问在说这四句话时，必须伴之以相应的感觉或感情吗？

乔：当年我在初次向修·蓝博士请教时，也问过相同的问题。他回答道："不，你不用感受到它们，你只要把它们说出来就可以了。当你不断地说这四句话时，你就会感觉到它们，但当你最初开始练习时，有点像是在死记硬背，像是在念剧本一样把这些话说出来。"

但当你开始思考它时，我现在可以来向你描述伴随着这四句话所发生的事情，因为它们现在已经向我敞开了。我以前曾经说过，这有点像是一首诗，有着不同的含义和层面，或者说像是一首歌，最初你听它时，感觉朗朗上口，调子很熟悉，你喜欢它的节奏或者里面的一些歌词。

但当你开始仔细玩味这首曲子，深入地研习这首歌曲或者诗歌时，那么这四句话就会变得像是个百宝箱。所以当你最初念诵它们的时候，像是这个样子，"对不起，请原谅，我爱你"，它们还停留在语言阶段。但当你跟它们待在一起的时间长了，就会有感觉与之相伴，应运而生。

所以回答这个问题时，我会说："不，你不用对它们有感觉，但我相信终有一天会到来的，当你不断地说它们的时候，而且那是一种很美妙的感觉。"

科丽：所以问题只是在于你得开始练习把它们说出来，开始把它们运用出来。

乔：是的。

科丽：对，很有道理。我这儿还有一个许多人会问的问题："这四句话是怎样运作的？它们是怎样和吸引力法则互动的？"

乔：首先，你生命当中的每件事情都是你自己吸引来的，毫无例外，亦无任何的矛盾。"荷欧波诺波诺"和吸引力法则依然在同一个实相层面运作。

究竟而言，当你看向自己的人生时，你会发现自己是一切发生之源，发生在你生命当中的每一件事情，根源都在你自己那儿，吸引力法则是有效的。这就是为什么你会让这一切进入你的生命当中的原因。

问题是，当你不喜欢进入自己生命当中的这些事情时，你应该怎么办？你准备如何改变它们？"荷欧波诺波诺"为我们提供了一种清除的技巧，帮助你处理这些窘境。

假如你与同事之间有问题了，那么从吸引力法则的观点来看，问题是你自己吸引过来的。

怀疑论者会说："不，我可没有吸引这些东西，因为我根本没有想过这些问题。"但从更深的层面来理解吸引力法则，你是通过自己无意识层面中的信念系统吸引来了你生命当中的每一件事情。起关键作用的并不是你在意识层面许下的那些意图，而是你在无意识层面中许下的意图，而且在大部分的时间里，你根本都不知道自己无意识层面里发生的事情。

这就是为何"荷欧波诺波诺"如此重要的原因了。它能够清除你无意识层面中的负面信念系统。当你把那个东西清理掉时，你就不太可能吸引来自己不喜欢的东西了，所以它俩是协同运作的。

科丽：嗯，听起来它们确实是相互支持。如果你吸引进入自己生命当中的东西是你的无意识心念或想法之总和，那么你的无意识层面被清理得越彻底，尔吸引进入自己生活当中的东西将愈发是你喜欢的，是你真心想要的。

乔：完全正确。当你越发与神性保持一致，当你的人生道路越发跟随神性的指引，你接收到的灵感就越多。然后你四下一看，自己将会吸引来的东西全都是你这条路上的助缘。"荷欧波诺波诺"的方法会让吸引力法则为你工作起来更平滑流畅。

科丽：太棒了。我这儿还有另外的一个问题，有人说："我目前正在学习《奇迹课程》。你认为《奇迹课程》与"荷欧波诺波诺"之间是否兼容？如果它俩是兼容的，那么你认为应当如何将它俩整合到生活当中？"

乔：有一次我问过修·蓝博士一个问题，是关于在练习"荷欧波诺波诺"的同时，附加练习一些其他的修行法门是否可行。他回答道，只要你感觉自己是受到灵感的指引，那就去练吧。

换句话说，如果你接收到一条灵感，你内在有个感觉冒出来，告诉你应该去练习《奇迹课程》，那么当你在阅读《奇迹课程》的时候，你脑海中的背景音乐依然可以是"谢谢你，对不起，请原谅，我爱你"，我认为这样的背景音乐可以增强《奇迹课程》在你生活中的效用。

其他法门也一样，比如说塞多纳释放法，或者催眠等其他什么方法，都可以，这些方法都是来帮助你提升你的生命品质的。你也能够让这些方法发挥出更多的效用，通过将"荷欧波诺波诺"练习与它们结合在一起。那么当如何结合？当你在学习《奇迹课程》时，在学习为期一年的学员练习手册时，你还是可以同时实践"荷欧波诺波诺"，

"我爱你，对不起，请原谅，谢谢你"。我想这还会加快你吸引奇迹到来的速度。

科丽：我明白这一点，因为当你在学习那些课程的时候，我们经常会碰触到一些点，让我们觉得不舒服，可能是有情绪被掀起来了，或者某些隐藏的东西浮现出来了，要让我们去观照。而此时我们就有了一个方法去处理这些东西，尤其是当我们开始感觉生气或心烦的时候。而现在我们就有办法了，可以向"荷欧波诺波诺"寻求帮助了。

乔：这是一个美妙的方法，随时都能为你工作，全年无休。

科丽：你怎样辨认出自己什么时候是处于零状态呢？对这个问题你有什么想法吗？

乔：我一直都在用"白板"这个比喻来说明零状态。

几个月前，我在对一群变革型领导人物做演讲时，将台上放了一块纯白板，然后我邀请听众来告诉我他们所知道的那些自我疗愈、自我清理或者自我提升，以及自助的技巧，等等，然后我们就开始在白板上写下这些方法和技巧。

这个过程进行了几分钟，直到白板变成了一块黑板。我们看着白板，然后我说："好了，看看白板现在怎么了？好的，它现在已经被那些我们认为会有助于我们到达白板状态的方法和技巧掩盖起来了。"

这块白板就是我用来代表零状态的可见形相。零状态是一片空无的状态，除了纯净之外，一无所有。那儿没有思想，没有感觉——除了那种或许可以被描述为爱的感觉以外，而且从此零状态中，从这块白板当中，灵感能够流向你。

现在的问题是，为什么我们无法辩认出零状态呢？正是因为白板上面的东西，所有存于我们无意识心中的思想与信念系统，正是阻碍我们达到零状态的东西。所以如果你能够想象将所有这些东西全部擦掉，然后回到白板中，那么此刻你能够留意到的一件事情就是：极度的平静。你越是清理，你就越发能够接近零状态，而一旦你尝到了它的滋味，那就是成佛的滋味，那就是开悟的滋味，那就是顿悟经验的滋味。

这就是我所认为的，我们一直在追求，却不知在追求什么。我们一直在追寻快乐和幸福，却不知我们想要的幸福就在当下，就埋在我们所有的思想、感觉、期待、欲望等的下面。所以当你越多地练习，当我越多地练习"荷欧波诺波诺"，我们就越发能够触碰到一切的源头。所以我认为每个人都能够实践"荷欧波诺波诺"，尤其是它不需要我们付出任何代价，完全免费，而且还简单。四句话，你现在就可以练习了。

附录 D
零极限问答

（因为有那么多的人都在询问关于"荷欧波诺波诺"方面的问题，所以此处将问答附上也是挺有益的一件事。正如修·蓝博士经常指出的，心智总喜欢忙个不停。它会问同样的问题，却期待着不同的答案。所以我牢记修·蓝博士的教诲，同时也加入更多的普通问题，顺带解答。）

Q：我注意到这四句话的顺序从来都不统一。有人说顺序很重要，又有人说顺序不重要。所以我怕自己弄错了，会影响效果。那么顺序到底重要否？

A：你按照什么顺序来说这四句话都可以，效果都一样。关键在于把它们给说出来。跟随你的灵感，在心里按照自己感觉最舒适的顺序念诵。让感觉成为你的向导。在最后的一次零极限工作坊中，修·蓝博士把那四句话精简成了两句："我爱你"和"谢谢你"。太执着于话语本身，或者太执着于跟这些话语相关的问题，都需要你的清理。这些话语本身只是一个简单的工具，让你用来清理，帮助自己回到零状态，这就是全部了。所以当你在担心自己是否把这些工具用错了的时候，这份担心本身就需要被清理掉。我在自己录制的"我爱你"音频当中，甚至都省掉了其中的一句。然而，它依然是一个清理的工具，并且功效不减。

Q：当我清理时，我是在向谁说这四句话？是对我自己说，还是对我想要清理的人说？

A：你永远都不要向那个人说。你只是在清理自己内在的某个部分，是那个部分让你把外境当成是一个问题。清理与他人、与外面的任何事情无关。外境只是一个按钮，促使你想要改变某事。你不是想要改变外境，只是想要改变自己的内在。你运用清理语句来改变自己的内在。你是在向神性说，而非别人说。

Q：当我面临某个问题想做清理时，我是应当关注这个问题吗？或者是关注我想要清理的这个人？如果我儿子有问题，我想要为他做清理，那么我的这种清理是不是会侵犯到他的个人空间，因为他没有预先授权我对他进行清理？

A：再次强调，你不是关注别人，只是专注于自己。问题不在外面，而在你之内。你专注在你对于这个问题的体验上。你总是在你之内经验这个问题。就像修·蓝博士经常说的那样："你有没有注意到，每次当事情发生时，你总是在那里？"问题在你之内。那才是你需要关注和集中清理的地方。你在向神性提出请求，请求他帮助你清除内在感受到的那股能量——那股能量会导致你向外看，正好就看见那个问题。

Q：我是不是必须活到老就清理到老？如果是那样的话，工作量好大，有没有别的什么办法？

A：世界上的数据——程序、信念、负能量——太多了，那都是我们一生的挑战。你必须时刻清理，你唯一需要做的只是在心里面说"我爱你"和"谢谢你"，这能有多难呢？另外，在一次零极限工作坊中，修·蓝博士教给了我们一个快捷方式。因为是你的内在小孩在你的潜意识中掌握着所有的数据，所以你可以教导自己的内在小孩，让他学会清理，如果你的意识心忘记了清理或者说想要休息一下时候，你的内在小孩仍然可以全天候地清理下去。

Q：如果我需要的就这四句话，那么为什么世面上还有那么多的"荷欧波诺波诺"产品，而且有人还通过出售这些产品来牟利？我觉得利用灵性来赚钱是件挺让人倒胃口的事情，而且会令我质疑"荷欧波诺波诺"的有效性。能请你回答一下我的这个问题吗？

A：若是认为人们利用灵性来赚钱（让你倒胃口），那潜台词就是金钱是坏的。金钱并不坏，金钱事实上是中性的，金钱甚至是有灵性的。如果神性遍在于万物之内，那么为何金钱却要例外呢？这些产品是为了提供帮助。如果你不想要那就不买，干吗要坐在那里评判别人呢？别人创作这些产品是想要帮助你感觉更好，清理得更彻底，生活得更开心。他们是在为你服务。将之评判为坏的，或者反灵性的，听上去反倒像是个限制性的信念系统，需要被清理掉。这样的评判有点过于自以为是了。修·蓝博士也卖产品，而且几乎所有的"荷欧波诺波诺"老师都有产品出售。我会就这个问题展开清理。

Q：我们怎么教别人清理呢？

A：你不用教别人清理，别人甚至都不需要知道有清理这回事，你自己做清理就好了。修·蓝博士在过去25年里一直在清理自己。他公开地说他活着的唯一理由就是做清理。别人是否做清理一点都不重要，重要的是你自己做清理。我在工作坊间了解到，某人听说了某些个问题，然后就向别人建议："你们应当为那些问题做清理。"错了。无论何时，只要你听说了某个问题，那就是你的问题了，是你需要为之做清理了。所以每次一听见问题就立刻展开清理。实际上，你永远都不必告诉别人他应该做清理。无论你听见什么或经验到什么，都成了你需要清理的对象。

Q：我参加过零极限的工作坊，但还是没弄明白零极限到底是咋回事，它究竟是在讲什么呢？

A：大体上，零极限是关于回归神性之境。零极限是一个方法，帮助你清除掉所有的数据（或者说头脑层面的东西，帮助你放下头脑），正是这些数据阻挡着你与神性

（零）之间的连接。零极限教导尔如何清理掉自己心中的评判，从而活出神性，彰显出神性的觉知与圣爱。为了达至这个目标，我们有大量的工作需要完成，所以，让我们继续努力清理吧。

Q：零极限工作坊、"荷欧波诺波诺"初阶课程，以及"荷欧波诺波诺"高阶课程之间到底有何不同？我是不是必须先参加初阶课程，然后才能参加高阶？如果工作坊中的内容是应当保密的，那么你为何在《零极限》中透露出其中的一些秘技，为什么你会透露出零极限工作坊当中的一些课程记录？

A：零极限工作坊与"荷欧波诺波诺"初阶课程之间的主要区别在于：在零极限工作坊中，我也会是你的辅导老师（我会协助修·蓝博士带领工作坊）。尔必须先参加"荷欧波诺波诺"初阶课程，并实践"荷欧波诺波诺"两年以上才能够参加"荷欧波诺波诺"高阶课程。我被修·蓝博士授权，可以透露一些信息。毕竟，他是《零极限》的合著者，同时也是"荷欧波诺波诺"的主讲人。如果他说我可以写一本书，或者透露出一些音频或 DVD 当中的内容，那我当然就可以了。

Q："对不起"是不是在道歉或者表达悲伤？既然宇宙中的一切都是完美的，那我干吗要道歉？我不喜欢说这个。

A：你需要说"对不起"和"请原谅"，因为你处于无意识状态当中。这跟后悔、内疚、羞耻或指责无关，它唯一相关的是意识到你处于梦游状态（沉睡不醒的状态）。当你在商场中撞到某人时，你会说："对不起。"为什么？因为你犯了一个错误。你处于无意识状态当中，在无觉知状态下做出了某些事情。

当你在向神性陈情，并说出上面的语句时，你是在让神性知晓你正处于无意识状态。宽恕可谓是你所拥有的最富转化能量的工具了。如果你不愿因着自己的无意识状态而向神性请求宽恕，那么你就有可能阻挡了神性的能量流入你的生活以及其他领域中。

上面说了那么多，其实我有一次问过修·蓝博士，如果有人不愿说"对不起"，我们该如何回答他？他回答道："告诉他们不必说'对不起'。"

附录 E

修·蓝博士带领的内在小孩静心法

（在第三次零极限工作坊中，修·蓝博士带领我们进行了一次深度冥想，与自己的内在小孩连结，此处我将他完整的引导记录奉上。）

你的某一部分需要知道它自己是如何运作的，那个部分就是潜意识。我现在就要带领你穿越潜意识。如果你已经闭上了双眼，现在就请放松下来。我们此处将要谈到的是一切创造中最重要的关系，比你所拥有的任何物质关系都更重要。如果你现在已经放松下来，眼睛也舒适地闭上了，我就会带领你去探访意识与潜意识之间的关系。换句话说，我将它称作：妈妈与小孩之间的关系。

妈妈就是意识心，她可以选择照顾小孩或者忽略小孩。所以我们现在来假设一下，让我们暂且放下所有的术语，不要去想意识心是否真的在此扮演了一切创造当中的母亲的角色，也不要去想潜意识是否真的就是个小孩。此处的重点是这个小孩承载了从天地初开至今所有的记忆，他已经不堪重负。

如果你感觉自己有点沮丧，那只是代表这个小孩的内在某处发炎了，他正在经历这份沮丧。所以如果我们想要这份关系发生正向效用的话，我们的第一步就是放慢、放缓，轻轻柔柔地来做这一切。你想要做的第一件事情，就是对这个小孩说："哦，这是天地初开以来的第一次，我注意到你临在于我之内。"

这就是你要做的第一件事，这个很重要，你必须表达出你已经认出了自己的内在小孩，认出他临在于你之内。然后，你对内在小孩说："哦，这是我第一次认出你是我的一部分呢。"接下来的事情就非常简单了，你所需要说的只有一句话："我爱你，我爱你。"

然后你开始承认这个事实——所有的伤害，所有的痛苦，都是这个小孩被迫承载的历史数据——于是你向这个小孩说，非常简单的一句话："对不起，请原谅，请原谅我为你强加的累积的所有的记忆，让你经历了那么多的悲伤、忧愁和痛苦。"你对这个小孩承认是你的错，让他经历了这所有的痛，这全都是你造成的，全是你接收下来的，全是你累积起来的，而现在你准备将它们全部清除。

这里有一个非常简单的步骤，就是无论你做什么，都必须先问问这个小孩，征询他的意见，看看他是否同意你这么做。若是他不同意，你千万不可贸然上前接近他。所以这就是你想要做的，你要对这个小孩说："请你允许我，带着爱意与温柔，轻抚你的头。请允许我这样做，好吗？"

得到许可之后，你就做吧。你无须想象，只是做就好了。

　　观想你正在抚摸这个小孩的头，并且对这个小孩说："我爱你。请原谅我带给你那么多累积的痛楚，这些痛苦如今都压在你里面。真对不起。"再一次，你退让下来，开始进行双方关系中最具建设性的一步，因为此时你可以教这个小孩学会清理，这样他就能够自动、自发做清理了。但在此之前，你必须认出自己内在的这个小孩，感受到他的临在，表达出你对他的关心与慈爱，否则他是不会去做的。

　　当你轻抚他的头，对他说："我爱你。谢谢你成为我的一部分，非常抱歉，可能我以前一直都忽略了你，或许我没能把你照顾好。如果我曾经操控过你、压迫过你的话，请原谅我吧，真的对不起。"然后你开始试着盘点一下。你跟这个小孩说话，一起回顾一下那些记忆，那些反复播放的问题记忆，然后你对这个小孩说："如果你不介意的话，请帮助我释放吧。"然后如果你头痛的话，就从头开始释放吧。

　　任何的背部疼痛，你都可以一路沿身体向下清理。你清点一下，对那个小孩说："啊，我现在头好疼。请释放那些让我头疼的记忆吧。我不知道那些记忆是什么，甚至都不想知道，但是你知道。"然后我们可以向神性献上这份记忆，透过自己的超意识。我们可以请求神性来释放这些记忆。

当你在这样做的时候，依然要非常温柔地轻抚他的头，向这个小孩请求许可，问问他是否允许你温柔地拥抱他，不是粗鲁地紧抱（熊抱），以免吓着他。所以你对他说："请允许我非常温柔地拥抱你，好吗？"当他同意后，你就抱他吧。温柔地抱着他，让自己的手臂成为他的摇篮，跟他聊聊天。"谢谢你成为我的一部分。我爱你，对不起，我把那么多累积的记忆强加于你，让你经历了那么多的痛楚与苦难。请你原谅我。"

当你做完这一切后，你再次向这个小孩请求，让你握住他的手："请把你的手给我好吗？这样我可以温柔地握着它。"轻轻地抚摸他。"无论你想给我哪只手，都可以，把它伸给我，好吗？"然后想象你把自己的手也伸向他，轻轻地握住他的手，轻轻地抚摸他的手，再次认出这个小孩是你自己的一部分："啊，谢谢你成为我的一部分。我一直都没有太留意这一部分，真对不起。请你原谅我。我爱你。"

现在你可能会想做另一方面的清点了，比如说财务问题方面。你对这个小孩说："好的，所有的问题不过是记忆而已。我请求你释放它们，请释放它们。"再一次，你做一个盘点。无论你遇到哪方面的财务问题，可以是税务审计方面，或者是房产抵押方面的问题，什么问题都可以清理。

你之所以要和那个孩子说话，因为问题并不在于房贷和财务，而是在于那不断重播的痛苦记忆。这才是压在你灵魂上的抵押贷款。你想要这紧抓着灵魂抵押贷款不放的小孩松手。"请放手让它走吧。我们银行那边已经透支了。"或者："我们的心里一直在暗自咒骂着金钱。无论是什么记忆，导致我们暗地里不停地咒骂金钱，咒骂财务，咒骂地产，现在都请放手吧。"

现在你再次征询这个小孩的意见，能不能让你握住他的另一只手。"请允许我握住你的另一只手吧。"然后在想象中伸出你的手，握住他的手，轻轻地握着它，轻轻地抚摸它。现在我想要你变得清明，这个小孩才是问题之源，所有的问题都积压在他那里。所以你需要跟他搞好关系，这样他才能放手，释放记忆，并让神的大能进入你的生活，取代那些痛苦的记忆。

这时你温柔地抱着他，轻抚着他的小手。然后你看看自己，盘点一下自己内在的发生，看看是什么导致或让我体验到这些与某些人的特定问题。你把这些问题带进自己的生活，然后说："好吧，我不知道究竟是些什么样的记忆，但我注意到每次我跟谁谁谁在一起的时候，我就感觉不自在，易怒，我确实不知道这些记忆的内涵是什么，但它们不过是我潜意识中的记忆而已，所以现在请释放它们吧，让它们走吧。"

你正在与之对话的这个小孩是个记忆银行。"请放手让它走吧。"所以这是最重要、最关键的关系，在所有的创造当中，在妈妈与小孩之间。只要妈妈能够把小孩争取过来，她就肯定能重返家园。小孩会帮助她进行清理，会心甘情愿地放手，他会开心地将灵感传递到她的心里，对她说："这片记忆浮起来了。我们最好把它给释放掉！"

非常感谢你。现在你会想要征求这个小孩的同意，好让你抱住他的肩膀。"请允许我抱住你的肩膀。"在得到他的许可之后，你将双手伸向他的肩膀，然后开始进一步的对话。这一次的对话是关于爱的。感恩这个小孩临在于你之内。"我爱你。谢谢你，谢谢你，谢谢你成为我的一部分。我真的非常感激你，现在我知道了，原来你一直都在我之内，可恨我那么长的时间以来，都没能好好地照顾你，反而从天地初始的那一刻起就忽略了你。请原谅我对你的忽略，请原谅我没能照顾好你，为你带来那么多的伤害、悲伤与痛楚。对不起。我爱你。谢谢你成为我的一部分。"

然后你伸出手，温柔地揽住他的肩膀。然后你对他说："请允许我抱住你的肩膀，向你传递无尽的爱。"再一次，如果你现在正在找寻一位生意伙伴的话，那么与这个小孩之间的连接，将是你所能够找到的一切创造当中最佳的生意伙伴。

如果妈妈和宝宝（小孩）之间的关系搞好了，那么所有的事情都会被照顾好。所以现在你正抱着他的肩膀，然后你看进他的眼睛，你向他忏悔："我一直都忽略了你。我为你带来了痛苦与悲伤。对不起。请你原谅我。我爱你。谢谢你愿意放手，释放记忆，这样的话我们俩都可以不再受记忆之累了，就可以手牵着手，与神性和欧玛库阿并肩同行，进入光明之中。"

你可以在早晨与自己的内在小孩连接，也可以在晚上进行这个流程。你可以在自己繁忙的工作当中抽出几分钟的时间，重新连接自己的内在小孩。当尔重新连接上了，并且你很喜欢这种再连接的感觉，那么你的内在小孩就会成为你的好伙伴。现在让我们来做七组呼吸练习。两脚平放在地板上，拇指与食指相触，两手置于膝，或者放在大腿上也行，然后做呼吸练习。

你内在的小孩很喜欢这样的呼吸与清理练习。我们来做循环七次的"HA呼吸法"：双手的食指和拇指碰触在一起，然后把双手放在膝盖上，开始呼吸练习。

接下来我要请你给内在小孩取个好名字。一共存在着四种选择，而且只有四种。当然，这只是一项建议，所以你可以给潜意识取个名字。我会带着你做并且我会向你解释这个原因，这样你就可以找到方法自行完成。

你可以为小孩命名的首选就是卡拉（KaLā，长音），这是一个夏威夷的名词，意指"太阳"。卡的意思是"天上的那个"，拉（长音）的意思是"太阳"。现在要确保你自己发音准确。如果你发音错误，在行家面前就会闹笑话，因为"卡拉（短音）的意思是金钱"，而"卡勒（Kalah）的意思则为宽恕"。所以太阳是卡拉（长音）。这个长音记法是传教士发明的，他们在 a 上头加一根横线，这叫元音长音符。所以第一个名字是卡拉（长音）。

另外的一个可选项就是"卡欧拉"（Keola），它的意思是"生命"。下面你要做的是：跟内在小孩连接工作，放松，闭上眼睛。然后跟一直都携带着所有的记忆，承载着所有的重担的内在小孩聊天。请尽量放松下来，这样我们才能够向内在小孩表达感恩，感激他的临在，因此让我们闭上双眼，这样你的注意力不会被分散。

注：修·蓝博士没有给出另外的两个名字选项，所以我建议你让自己的内在小孩来告诉你他想让你叫他什么名字。

首先我们要向这个小孩说："我的天，这可是我今生第一次认识到原来'你'住在我之内。"你要试着去感恩潜意识的存在——尤尼希皮里，这是我给小孩取的名字。你只需这样说："哦，我的天，这是我第一次发现原来我的内在住着这样的一个小孩，可怜我以前却从未注意过他，这个被我长期以来忽略掉的我自己的一部分，一直被我滥用与虐待，我对他真是满怀歉意。"现在你感恩这个小孩的存在，简单地说："我爱你，我爱你。谢谢你，谢谢你，谢谢你成为我的一部分，我真的很抱歉过云那么长的时间里，无尽的轮回，数不清的生生世世，直到现在我才把你认出来，我才意识到你存在于我之内，而且我应当对你负责任。真的对不起，我忽略了尔那么久，忽略了你那么多次，让你这么不开心。请原谅我吧。真的对不起，我滥用了你无数次，虐待了你无数次，请原谅我吧。你为我牺牲了那么多，真是对不起。我以前一直都只顾着别人，却忘记了你。"

然后你征询这个小孩的同意，让你轻抚他的头："请允许我带着爱意，关心与关怀来轻抚你的头顶，好吗？"然后你就开始轻抚他的头，开始与他的连接。在心里温柔地抚摸他，就像轻抚自己宝贝的头。当你轻抚他的头顶时，跟他聊聊天，就像他是你的伙伴，是你的合伙人。若是没有这个伙伴，不与自己的这一部分建立起良好的关系，那么你将永远都不可能感觉幸福. 无论你挣了多少钱你都不会感觉喜悦，在金钱方面你将永远都不会感觉自己"足够"。无论你跟谁在一起，只要你跟内在的这个小孩搞好了关系，你就能够拥有一切，你能够拥有所有的金钱，而且符合你的最佳利益，你将会拥有最适合于你的关系，但前提是你先得跟这个小孩把关系修补好。

现在你轻抚着这个小孩的头顶，跟他说："我爱你，谢谢你，请原谅我，给你带来那么多的伤害和苦难，让你经

218

历了那么多的折磨，你现在都还在经验这些痛楚。但是现在我们要来把它给清理掉了。"所以无论什么情绪和剧情，无论面对什么情形，我们都可以对他说："我爱你，谢谢你。"冰蓝、蓝色太阳水，这些都是最重要的清理工具，而一旦你开始教这个小孩做清理，教他如何进行清理，他就会开始清理。但他一直在等你身先士卒，为他做示范，等你教他，而且他还一直在等着瞧你的实际行动，看你是否每天都在这样做，看你是否心甘情愿地每日做清理。

你非常温柔地轻抚他的头，跟他说话："听着，我想看一看哪个名字适合你，让你自己来挑选一下你喜欢的名字。第一个名字是卡拉，它的意思是'太阳'。另一个名字是卡欧拉，意思是'生命'。现在让你来选择，看看你跟哪个名字比较有连接，你可以直接告诉我你喜欢的名字，或者我给你念另外两个备选名字，你告诉我你最喜欢其中的哪一个。"

你现在已经做好准备了，但你还是要征询他的意见："让我们来选个名字吧。"然后你进入下一步，这一步很简单，就是温柔地拥抱这个小孩，当然不是熊抱，这一点我们在前面提到过。所以你还是要先征得他的许可。"请允许我温柔地拥抱你。"然后就拥抱他吧。"我温柔地拥抱你。"

潜意识的一大特征就是它没有辨别力。我再重复一次：它没有辨别力。如果是一段记忆浮现出来，它会仿效那个记忆。如果是一条灵感浮现出来，它也会追随那条灵感。所以你必须开始帮助他学习区分记忆和灵感之间的不同。而方法很简单，就是做清理。所以你抱着他，将他搂在怀中，你的双臂就像是他的摇篮，然后你对他说："我爱你，我爱你。"你要坦承自己无量劫来对他的忽视。"对不起，请原谅我，一直都忽略了你，一直都滥用了你，一直都在虐待你，没有把你照顾好。"

"现在，我们想给你取一个好名字，让我们来看看哪个名字最适合你。"必须是这个小孩自己选择名字，而不是妈妈替他拿主意。意识心只是提出一些备选项，而小孩才是那个拍板的人。你现在已经跟他聊起劲了："我这儿有四个名字，或许我们还有更多的名字备选，而且我们肯定会给你起一个好名字的。"

然后你请求这个小孩允许你握住他的手，轻轻地抚摸。然后你在心里说："无论你愿给我哪只手，请允许我轻柔地抚摸它。"然后你握住他的手，轻轻地握住，轻柔地抚摸。如果你升起任何的感觉，例如头痛、背痛，或者其他部位疼痛，那都不过是数据重播而已，你只需要继续向这个小孩说："对不起，请原谅我创造了、接受了、累积了这么多的数据，让你此刻体验到了这种感受，或者头痛，身体的疼痛。"你继续跟他说，"无论我们内在涌动着什么样的信息，导致我们体验到这个问题，都请释放它吧。"我们释放它的方法就是对这些信息说："我爱你，谢谢你，蓝色太阳水，请原谅，对不起，蓝色玉米粉。"你所有需要做的就是在心里跟它说："草莓，蓝莓。"然后你可以对这个小孩说："现在，你也可以这么说。"如果任何事情浮现出来，如果所有的百万亿件我根本意识不到的事情浮现出来，你都可以代我俩做清理，你可以做清理。"

你是在教这个小孩如何做清理，这样万一你自己被某个情境卡住了，这个小孩也能够代你做清理。然后你请求他的允许，让你握住他的另一只手。"请允许我牵起你的另一只手。"温柔地牵起它来，温柔地抚摸它，然后你开始那个流程。再一次，你要跟他说话。如果某件事让你心烦意乱，让你受苦，无论是财务方面的还是情感方面的，或者迸发的情绪让自己感觉很失控，我会对那个小孩说："哦，这只是记忆在重播。"

"所以无论是什么样的信息在我们的内在重播，请释放它吧。让它浮现出来，这样我们就能把它送到神性的层面，将它转化。"所以你正在和这个小孩说话，非常和蔼地，非常简单地，那只不过是数据而已。你并不想要对他说一大堆你自以为是的想法，因为你知道这样会令他不堪重负，你只是说："我们的内在有某些事情正在发生，有信息涌动于我们的内在，所以我们会体验到这个问题，所以请放手让它走吧。"你可以通过说下面的话来让它走开："我爱你，谢谢你。"现在你正在建立这样的合作伙伴关系，让内在小孩来帮助你清理，无论你是在睡眠当中还是某个梦境浮现，你都只需要跟内在小孩说："哦，我们可以释放它的。"

现在，你会想要请求内在小孩的允许，让你搂着他的肩膀。"请允许我搂着你的肩膀。"看着他的眼睛，开始这个流程："我爱你，谢谢你成为我的一部分。"然后问他有没有什么想要释放的东西，可以是任何潜意识层面的信息，而现在你正将此信息体验为悲伤与痛楚，然后你对他说："我们可以放手让它走。"无论什么数据，信息正在重播，让我体验到当前的沮丧以及其他的情绪，我们都可以释放它。

然后你提醒这个小孩："让我们来给你选个好名字。我们有这四个选项，但如果你觉得还有其他更好的选择，你随时都可以告诉我，只要是你喜欢的名字我都会喜欢。所以请告诉我你的感觉，告诉我哪个名字适合你。"你正在处理这个问题，所以你当下的清理已经足够深入，可以将所有的信息传递给这个小孩，因为他才是最终的决定者，他必须为自己选出一个好名字。

然后，等你做完这些，你就要向这个小孩表达感激："谢谢你跟我聊天，谢谢你，谢谢你。我真的非常感恩你愿意跟我聊天。我爱你，我爱你，我爱你。"

现在我们要来做那个循环七次后的"HA 呼吸法"。双脚平放在地板，挺直背脊，靠着椅背，把你的脊椎想象成你的家庭成员、亲戚与祖辈，这样的话当你呼吸时你就是在为自己的家庭成员以及祖先们呼吸。两脚平放在地面上，如果够不到地面的话也没关系，你可以想象自己的脚平放在地面上，这样你就可以从地球母亲那里吸气，从矿物与动物王国中吸气。手指并拢，两根食指相触，保持坐姿，然后开始练习。吸气，默数七下；屏气，默数七下；呼气，默数七下；屏气，默数七下，这样就完成了一组练习。请一共做七组。

一个雷雨交加的夏日夜晚，有一位母亲正在给她的儿子盖被子，让他睡觉。当她正准备关掉房间的灯时，儿子用颤抖的声音问她："妈妈，你今天晚上陪我睡好吗？"妈妈笑了，安慰地抱了抱他。

"我不能陪你睡，宝贝，"她说，"我得到爸爸的房里睡。"

长时间的静默，然后一个战栗的小声音打破了沉默："那个大胆小鬼。"

附录 F

"荷欧波诺波诺"的详细释放清单

（本文作者索尔·玛瑞尼是"荷欧波诺波诺"的热情追随者，曾接受过修·蓝博二与我的培训。他曾开发将"荷欧波诺波诺"与吸引力法则相结合的产品。）

　　* 每当我注意到一个问题时，我就会问自己："我的内在究竟出了什么状况，才导致了当前的这个问题？我应该如何从自己的内在来纠正？"

　　* 我的工作就是清理我自己。当我清理自己时，整个世界也随之得到了清理，因为我就是整个世界。所有外在的一切，不过是投射与幻相而已。

　　* 我有责任从自己的内在来修正我从外面世界所经验的一切。而方法则是与神性连接——我会向神性说"我爱你"，以此修正外在的一切。

　　* 我清理的是自己的记忆。

　　* 我内在的痛楚是源于一份共享的记忆。（修·蓝博士知道那些病人不过是被程序操纵的机器人罢了，所以他们才会做出那样的行为。他们没法自控。他们被某个程序俘获了。）当我感觉到某个问题时，我就做清理。

　　* 我清理的是那些存储在我潜意识深处的陈旧记忆。

　　* 我在心里不断地重复那四句话，请求神性帮助我停止内在的纷飞妄念：

　　1. 我爱你。

　　2. 对不起。

　　3. 请原谅。

　　4. 谢谢你。

　　* 我会持续不断地清理，因为我不知道什么是记忆，什么是灵感。我只是不断地清理，以期到达零极限之所在。

　　* 我们的心智对于世界的眼光和理解其实是非常狭隘的。

　　* 在我们有意识地决定采取行动之前，我们的大脑就已经告诉我们该如何行动了。也就是说，意图产生于我的潜意识层面，然后才流入我的意识层面。

　　* 大量的实验证明，在意图形成之前的1/3秒钟，我们的头脑中就已然出现了一股行为的冲动。

　　* 实验已经证明，我无法控制那些促使我采取行动的信号源。

　　* 意图并非产生于意识层面。

　　* 意图就像是预兆，是被冲刷进入意识层面的象征符号，预示着即将发生的事情。

　　* 我已经意识到意图根本不在我的可选择范围之内。

* 在我所有的经验背后，有且只有两条支配性的法则：由神性所引发的灵感（新），以及存储在潜意识当中的记忆（旧）。

* 零极限的状态即是真我与神性的居所。一切的祝福、财富与平静皆由中汩汩而出。

* 我要穿越灵感，直达那万物之源：零。

* 我爱，我宽恕，我感恩人生路上曾经的一切焦虑和挂碍。

* 通过清理我的记忆，神性就有机会让他的灵感来到我的意识层面。

* 金钱的问题不过是记忆的重播而已。这些不断重播的记忆阻挡了"零"（我）。为了回到零的状态，我邀请神性为我清理对于金钱的焦虑背后的层层记忆。

* 对于金钱的焦虑其实只是一个程序。

* 我持续不断地清理这些记忆的问题，直到它们消失为止。于是，我重拾心灵的平静。

* 相对于灵感而言，意图不过是一块破抹布。

* 我臣服于灵感。

* 灵感突然涌来，前后不过几秒钟的时间。

* 我从灵感当中得到启发。

* 与其徒劳无功地设定意念，不如把握当下的机会。

* 当我处于零的状态，那里是毫无局限的，我根本就

不需要意念，只要简单地接收灵感，信受奉行，奇迹自然而然地就发生了。

　　* 自由意志出现在我产生某种做某事的冲动之后，以及我确实将之付诸行动之前。

　　* 通过持续不断地在所有的思想上面做清理，无论这些思想是来自于灵感还是记忆，我都一视同仁，这样我就能够在当下做出更好的选择。

　　* 金钱的问题只是潜伏在我记忆当中的程序，而非源自神性的灵感。

　　* 我爱那些潜藏在我记忆中的程序，直到它们消失，于是剩下的就只是清净无染的神性了。

　　* 我看见和经验的每一件事都在我之内。

　　* 如果我想要改变任何事情，我也是在我之内改变它。

　　* 我对自己的整个生命负起百分之百的责任。

　　* 每当某个问题出现时，我总是在那里。

　　* 我应对它承担全责。

　　* 我理解人们只是困在了他们的记忆／程序中，所以他们才会有那样的行为。为了帮助他们，我必须删除这些程序。而唯一能够让我做到这一点的，就是持续不断地清理：

　　我爱你。

　　对不起。

　　请原谅。

谢谢你。

* 这样我才是走在了正道上。

* 我在释放这些痛苦的思想（记忆）能量，是这些能量导致了失衡。

* 所有的问题都是解决于我之内。

* 我是在清除自己的记忆和程序。

* 每一件出现在我生命中的事情，都不过是我内在程序的一种投射。

* 我的内在家庭协调一致：

潜意识（小孩）

意识（母亲）

超意识（父亲）

* 所有的思想都被痛苦的记忆所浸染。

* 仅凭理智本身，没法解决这些问题，因为理智只懂操控。而我想要的，则是完全地释放我所有的陈旧记忆。

* 通过"荷欧波诺波诺"，神性带走这些痛苦的记忆，将之中和并清除。

* 我正在中和那些与我相连的人、事物的能量。

* 一旦这些能量被中和之后，它们就能够被释放，然后以一种全新的存在状态显现。

* 我在允许神性的进入，让那片空无之处充满光明。

* 每当我注意到某个问题时，我就开始清理。

* 通过请求原谅，我清理出一条通道，让疗愈得以彰显。

* 让生活不快乐的原因就是缺乏爱，而原谅则敞开了大门，让爱回家。

* 我对自己生命当中的每一件事负全责。

* 我必须为之承担起百分之百的责任。

* 如果我想要解决某个问题，我需要在自己身上下功夫。

* 当某个人触怒了我，我就会问自己："在我之内究竟发生了什么事情，导致这个人来激怒我？"

* 我对于自己内在发生的这些事情非常抱歉，请原谅我吧。

* 如果某人感觉背疼，我就会问自己："我的内在发生了什么，导致此处显现为这个人的背疼？"

* 我在自己身上下功夫，在心内下功夫。

* 本质上，我们都是神圣的。

* 我们都只是被程序困住了，所以我需要清除这些程序。

* 为了请求爱帮助我纠正内在的错误，我不断地说："对不起，我潜意识层面发生的一切，如今它显现为这个外在的问题，请原谅。"

* 爱的责任就是转化我内在的错误，正是这些内在的错误显现成为外在的问题。

* 每一个问题都为我提供了一次清理的机会。

* 问题只是重播的记忆，老戏新唱到了我的面前，为我提供一次全新的机遇，用爱的眼光去看待它们，然后依循灵感的启发去解决它们。

* 我为自己的整个人生负起全部的责任。

* 我必须为自己生命中遇见的每一个人，以及他们的经历负起全部的责任。

* 我爱你，就是那把密码之钥，开启疗愈之锁。

* 我将"我爱你"用在自己身上。每个人的问题其实都是我的问题。

* 我需要疗愈我自己。

* 我是一切体验之源。

* 我的行动不是来自记忆（思考），就是来自灵感（接收）。

* 只要记忆还在那儿不断地重播，我就没法听见灵感之声。

* 程序有点像是信念系统。我的挑战就是要清除所有的程序，这样我就能够回归零的状态，让灵感泉涌而出。

* 所有的记忆都是共享的。

* 而我的工作就是清除掉这些记忆，然后它们就会离我而去，同时也不再纠缠其他人了。

* "荷欧波诺波诺"意味着一种承诺与奉献精神。

* 你没法命令神性去为你做什么。

* 你如果想要与神性连接，那么你就需要持续不断地专注于清理，清理，清理。

* 我不断地消融那些我看到与感觉到的限制性程序。

* 我的头脑对于当下此刻正在发生的事情可谓毫无头绪。

* 在任何一个指定的时点，我的意识层面的信息量不过 15 比特而已，但那个时点的实际信息量却高达 1500 万比特。

* 所以我只能是放手，转而信任神性的力量。

* 这样我才能真正临在于此刻。

* 当我说"我爱你"的时候，我是在试图清理当下所发生的一切。

* 当我说"我爱你"的时候，我是在呼唤爱来清除我内在的记忆，是这些内在的记忆为我创造或吸引来了所有外在的情境。

* 我在疗愈自己内在所有隐藏的程序，这些程序其实是你我共享的程序。

* 我的目标是达至平静。

* 没有所谓的"外面"，唯一需要看到的地方是我的内心。

* 我从不做计划，我只是信赖神性。

* 我爱，我感激，我欣赏万事万物。

* 当我说"我爱你"的时侯，我其实是在向那神圣的创造者呼求，请求他清除我潜意识当中的所有记忆，令其恢复零状态，并用神性的思想、言语、动作和行为来取代曾经的一切记忆，让我的灵魂，以及一切众生的灵魂焕然一新。

* 我承担起百分之百的责任。

* 神性正在转换那些受阻的能量。

* 我持续清理我自己，并询问："我的内在发生了什么，导致这些事情在他们身上发生？"

* 我的意识层面对于当下正在发生的事情可谓是一无所知。

* 我把自己的心智带回零状态，令其上再无任何的数据。

* "荷欧波诺波诺"就是持续不断地清理，这样我才能最终归零。

* 只有在零状态下，创造（灵感）才可能发生。

* 我问自己："在我潜意识中发生的令我毫不知情，但却是我必须清理的那些程序究竟是什么？我对于当下发生的事情真的是毫无头绪。"

* 我的心灵只能侍奉记忆或者灵感，而且它无法同时侍奉两个主人。

* 神性的灵感就在的我内在。

* 我的一切协调一致：

超意识（父亲），欧玛库阿

意识（母亲），尤哈内

潜意识（孩子），尤尼希皮里

* 当我处于零状态时，万物皆备于我。

* 我是按照神性的形象创造的——空和无限。

* 我放手，让我的记忆随风而逝。

* 如果我跟某个人有着未解之难题，那只是表明某个记忆浮现出来了，而且我还被这份记忆触动了按钮。这整件事其实跟对方一点关系都没有。

* 我向神性提问："我的内在发生了什么，导致痛苦出现在这个人的生命中？"

* 然后我问："我怎样才能在我的内心纠正这个问题？"

* 我只在自己身上下功夫，从不在对方身上下功夫。

* 当我清理 3 次之后，如果某个想法还在，我就会将之付诸行动。

* 我从不制订计划，我只是相信神性自会照料一切，解决问题（记忆）。

* 如果某件事发生在我的体验中，我就会对它清理。

* 所有的体验都是共享的。

* 我创造了自己生命现实中的一切。

* 我周遭的情境都是我自己吸引过来的，因此我不断

地原谅我自己，原谅笼罩在这些问题上的能量。

　　* 我在自己的心里转化能量。

　　* 我爱我自己，如此我方才能够爱别人。

　　* 我正在不断记起自己的真实身份。

　　* 我的真实本质就是爱。

　　* 新的客户向我蜂拥而来。

　　* 成功轻松地流向我。

　　* 我不断地一遍又一遍地清理自己。

　　* 我对自己生命当中的一切负起百分之百的责任。

　　* 我持续不断地从潜意识中清除掉陈旧的记忆。

　　* 我已经改变了自己的生活方式和态度。

　　* 我的身体和心灵都发生了改变。

　　* 我总是让自己关注于生命中的美善（而非丑陋）。

　　* 我让自己对焦于正能量、积极面。

　　* 我已经改变了我的知见。

　　* 我把那些陈旧的记忆清理掉，为新观念腾出空间。

　　* 我通过负百分之百的责任的方式让自己不断接近零状态，对自己潜意识层面户发生的一切表示歉意，并请求原谅。

　　* 我正在清空自己心灵的妄造，回归零状态。

　　* 宇宙以循环的方式运作。

　　* 我也是以循环的方式进行工作。

* 我不断地放手，回归零状态。

* 我说"对不起"，因为我感觉自己应当为自己意识层面当下的一切发生负责。

* 我感觉自己与万事万物之间有着深切的连接。

* 我的生活就是不断地清理。随着我清理的深入，我回归零状态，而我的生命则自动自发，顺水顺风。

* 我将自己的生命画板清空。

* 我持续地清理，将无聊的记忆全部清出去。

* 于是我回归零状态的总部基地。

* 我只是对自己清理。

* 我从不试图去改变别人，只是向他们默默地送传我的爱，他们自然就会改变。

* "荷欧波诺波诺"是一套疗愈和宽恕的方法论与世界观。

* 念诵对方的名字，持续地清理，寻求合一。向对方表达爱意。

* 我请求宽恕，为我往昔诸恶业，无论是有意犯下或无意为之，从无始至如今，包括我的祖先所为，乃至他们的祖先所为，一路还溯至天地初开、微生物的时代。

* 我这样说，是为了我们所有人都能够回到我们在神性内本然的真实关系。

* 我在每餐饭前都饮水，在每次清理之前也饮水。

* "荷欧波诺波诺"已然唤醒了我，让我知道如何清理自己心灵中的负面元素，这些负面元素投射于外境中，显现成为问题环境。

* 通过百分之百地负责任，外境就会转化。

* 我正在开始意识到自己真正是谁。

* 总会有新的东西出来，状况层出不穷。我说我会百分之百地负责，但内心却并不会有负罪感，我只是清理，却不执着，放手让神性全权接管。

* 我不会把时间浪费在"如何做？""何时做？""跟谁做？"这样的问题上，我只是清理！通过持续不断地清理，我不再挡住自己的路。我放下了自己内在的所有问题。

* 我再也不评判自己了。

* 我正不断地从自己的"荷欧波诺波诺"清理实修中收获丰硕的成果。

* 我在自己的灵魂中（那也是所有人的同一的灵魂）掌控世间的一切错误。

* 理智／思维会将我们导向疯狂、混乱与不安／不确定性。

* 记忆就是问题。

* 我正在清理、清除自己无意识心中的一切记忆，以找到自己心灵深处的神性。

* 每个人都已经是完美的了，所有的问题都是记忆造

成的。

　　* 所有的问题不过是那些错误的记忆不断在我的潜意识中的重播与回放，而这些错误的记忆是我与其他人共享的。

　　* "荷欧波诺波诺"大我意识疗法，为我们提供了一种解决问题的方式，其核心为忏悔、宽恕与转化，而且这套方法简便易学，每个人都能将它运用在自己身上。这套方法让我们不断地向神性呼求，呼求他转换我们潜意识当中的错误记忆，将之完全清除掉，让我们回归零状态。

　　* 我们的意识心可谓是一无所知，对于当下的真实发生毫无头绪。

　　* 所以我向神性呼求（他了知一切），请求他将正发生在我的尤尼希皮里（潜意识心）当中的记忆转化归零。

　　* 期待和意图对于神性而言毫无意义和影响。神性自有安排，他会在合适的时间做出合适的事情。

　　* 要让神性得以流入，我们需要先清空自己的记忆。

　　* 只要潜意识当中仍然堆满着记忆（阻碍／限制），神性就进不来，没法带给我每日所需的灵感。

　　* 随着我不断地深入清理，我就愈发靠近那蒙受祝福之境，那是零极限的存在状态。

　　* 我接收大我的灵感，并据此采取行动。

　　* 我的心智中智慧升起，我据此而行。

* 最重要的事情，莫过于做清理——只要我持续地清理，灵感自会涌现，那是上天的恩赐。

* Ceeport 的意思是清理，清除，清除，回到零状态的港口。

* 要想见效快，那就做清理，此外无他法。

* 我不断敞开自己接受更多的财富。我将自己的目光聚焦在"棒球"（神性）上，我必须持续地专注于回归零状态——无有记忆，无有程序。

* 我来此世间，就是为了做清理。

* 我放手，让神性采取行动，因为他知道什么才是对我最有益的。

* 我的意图皆是限制，所以我不断地清理，把这些意图和限制统统丢掉。

* 因为我的问题总是层出不穷，所以我清理，清理，再清理。

* 什么是问题？记忆的不断重播就是问题。记忆就是程序，而且不仅仅是我一个人的程序，它是我们共享的程序。而释放这些记忆的方法，则是向神性表达爱意。

* 神性听见了我的呼求，以他认为最好的方式来回应，以及最恰当的时间做回应。

* 我可以做选择，但我不做判断。

* 神性代我做判断。

* 我不断地清理，清理，再清理。

* 我并不试图要别人接受我的想法，我只负责清理，清理，再清理。

* 我不断地清理，既不带意图，亦不含期待。

* 我对自己的整个生命负全责，一切全备于我，无有例外！

* 对于这件事情我必须清理，否则它就不会得到清理。

* 只要这件事情出现在我的经验当中，那我就有责任为之清理。

* 当我清除掉陈旧的记忆后，清新的灵感就来到我的面前。

* 我知道内在的清理会带来外在的结果，但我无权决定外在的结果究竟如何。我可以做选择，但决定权不在我。

* 我来此世间的目的只是为了清理，当我把自己给清干净了，神性就能够赐我以灵感（我也只能是在零状态下才能接收到灵感），让我去完成自己在人世间的使命。

* 我用一支铅笔头上的橡皮擦来帮助我清理。这块橡皮擦是我用来清理记忆的一个心理开关。

* 我在想象当中将自己的银行账户泡在一个盛水的玻璃杯中，看看结果会怎样。

* 每个人都在忙活，为自己吸引来生命中的一切场景，而我则一心清理。

* 有一个声音在提醒着我回家之路。

* 我的真实自性（真我）不可思议，永恒，无有限制，完全，完整，它是那含藏万有的空无，它是"零"，从中一切的平静光芒闪烁："家（天堂）。"

* 每次问题出现之时，我都在那里。

* 我把自己隐藏的记忆、深埋的评判全都挖掘出来，清理并转化。

* 我内在的某物已经被转化了。

* 为了疗愈我的记忆，需要坚忍不拔的毅力和努力。

* 我的疗愈已然发生了。

* 我轻轻地敲着那支铅笔上的橡皮擦头，说："露珠。"

* 我正在融化矛盾与冲突。

* 生命的目的在于重归于爱，为了实现这个目的，我们应当分秒不息地追寻。

* 为了达成生命的这个目的，我承认自己人生的一切现实都是我自己创造出来的，我为之承担百分之百的责任。

* 我自己的思想和念头分秒不息地创造出了我生活中的一切现实和经历。

* 问题不在于那些人、那些地方、那些情景，而在于我对它们的想法（看法和念头）。

* 我来此世间，就是要了解原来外面没有人，一切皆在我心内！

＊领悟到这一点，让我的生命质量发生了翻天覆地的变化，我的人生出现了戏剧性的转变！

＊为我内在所发生的一切，不断地进行忏悔、宽恕与转化，为我意识层面和无意识层面所经验到的一切忏悔、宽恕和转化。

＊我为自己的一切境遇承担百分之百的责任，没有任何的怨天尤人，只是坚定不移地清理自己的内在。是我内在的那些东西，投射于外，形成了我所经验到的所有问题。

＊我是完美的！不完美的只是记忆而已（都是些陈旧的垃圾），而这些垃圾成天都在发生反应，不断地重播，显现成为评判、怨恨、愤怒、不满，以及让我整个灵魂不堪重荷的负担。

＊那些不断敞开自己的人们皆是那不断敞开的我的倒影！

＊我正不断地通过改变自己的内在来改变自己的外在。

＊我向自己的内在望去，看看自己的心灵中正在发生什么，它们与我在外面世界看到的东西分享着同样的经验。

＊我从不试图处理那个人或问题，我只处理我所体验到的感受。

＊当我清理了自己内在发生的状况之后，外在的人与问题也会获得清理和疗愈。

＊我已经开始认识到我应当为所有人的一切言行负责，

原因很简单，因为他们出现在了我的生命体验中。

* 如果是我创造了自己的现实，那么我的一切所见皆由我所造，包括那些我并不喜欢的部分在内。

* 别人做什么根本不重要，重要的是我做什么！

* 我清理那些共享的能量，方法也很简单，只需我向神性说：

我爱你。

对不起。

请原谅。

谢谢你。

* 我做这样的疗愈并不是为了得到某样东西，而是为了清除共享的能量，从而让所有的人都无须再去经历这样的事情。

* "荷欧波诺波诺"大我意识疗法是一种清理的流程，我会永远进行下去。

* 只要某件事情进入了我的意识觉知当中，我就有责任清理它，并将之疗愈。

* 我必须清理我自己生命经验当中的所有事情。

* 如果我的生命经验是我自己创造出来的，我自然应当为之负责。

* "荷欧波诺波诺"大我意识疗法就是爱，只有爱存在……这个流程不断地进行着，而我也时刻承担全责。

* 我向神性反复述说着下面的话语，以洁净我的心灵：

我爱你。

对不起。

请原谅。

谢谢你。

* 神性是爱我的，他在"零"中向我倾洒无尽的爱意，但问题是我尚未在"零"中。

* 通过述说：

我爱你。

对不起。

请原谅。

谢谢你。

* 我就清除了心中的那些程序，正是这些程序拉扯着我，让我无法进入零的状态。

* 并不是神性需要我实践"荷欧波诺波诺"大我意识疗法，实践"荷欧波诺波诺"纯粹是我自己的需求！

* 疗愈他人的唯一途径就是清理自己。那些在我的现实生活中出状况或者找我麻烦的人们，与我共享着同一程序。他们被那个程序套住了，就像染上了病毒。他们是无辜的，切莫责备他们！

* 我唯一能做的，就是清理我自己。因为当我清理自己时，他们也跟着得到了清理。

* 当我清理我们共享的程序时，他们就会从全人类的集体意识中被提升。

* 所以我就纯然地清理，清理，再清理。

* 清理是我能力范围之内的事情，而且发自肺腑，是我衷心所愿。至于其他的，则统统交给神怹处理。

* 我的现实生活当中的所有情境都是我自己营造出来的，并且因为它们是我经验当中的一部分，所以我有责任将之清理。

* 当我疗愈自己的时候，那些有问题的人，以及所有分享这同一程序的人，都会获得疗愈。

* 我知道选择即是限制。我经验到不可思议的奇迹，我感受到生命无限的精彩。

* 万物有灵（所有的事物在我的眼中变得圆满鲜活）。

* 我浑身充满着正能量，快乐得冒泡泡。

* 我完全放手，随顺生命，不对它妄加控制。而且我不得不放手，尊重生命之流。我所做的一切，不过是清除加清理，带着回归零的愿心。

* 我重拾活力，逐级攀登，逐步跃进。

* 我所创造的每一个事物皆是我的"小孩"，我必须爱我所有的"小孩"。

* 过去我总是试图解决问题，但如今我则是顺其自然。我只是默默地清理那些导致这些问题的程序。

* 伴随着我的清理，问题自然而然地就被解决掉了。

* 我也不会试图去改变别人，我只是在自己身上下功夫，我往自己心内下功夫。

* 如果我知悉或感受到别人的痛苦，那就表明我与他们共享同一程序，因此我必须将之清除。当我如是为之时，那个问题就会在我和对方的身上消失。

* 感恩、敬畏以及转化，能够改变一切。

* 这些话语犹如神奇宝钥，可以解开宇宙的密码锁：

我爱你。

对不起。

请原谅。

谢谢你。

* 当我念诵这些咒语时，我就把自己向神性敞开了，让神性来清理我，删除所有的程序（记忆），正是这些程序和记忆阻止了我回归"零"。

* 无形的记忆（程序）肆虐开去，像病毒一样，感染一个又一个的人。

* 当某个人被某个程序感染了，而我注意到了这一点，那就表明我其实也被这个程序感染了。

* 此处的要点就是：百分之百负责任！

* 当我清理自己时，我就把这份记忆（程序）从所有人中清理掉了。

* 为了回归"零"，我还有大量的清理工作等着完成。

* 每个人想要的其实都是被爱！

* 我人生的唯一选择就是清理，因为我想要回归爱与灵感之源，让我的一切思想言行皆源于爱和灵感。

* 如果我是清明的，那么当灵感到来之时，我只要信受奉行，根本无须动脑筋思考、权衡。

* 当我清理自己的记忆时，我其实没有选择，我有的只是灵感，于是我依据灵感而行，而我的头脑则是一片寂静。事情就是这样！

* 每个人都有他最擅长的手段与方法。每个人擅长的都不同。

* 我只要扮演好我自己的角色就行了，没有必要到别人的故事里横插一脚。

* 我所做的一切只是回归真我，成为真我。我在宇宙的剧本中尽力演好自己被分配的角色。

* 当我演好了自己的角色，全世界都会受益！

* 我拥有全然的自由意志！每一个呼吸之间我都在创造。但为了活在零的状态中，我必须放下所有的记忆。

* 我的意识心总是试图理解一切，然而，在任一指定时点，真实的信息量高达 1500 万比特，而我的意识心却只能觉知到其中的 15 比特。

* 所以对于当下的真实发生，我的意识心可谓是一无

246

所知。

　　* 记忆会形成一堵墙，把金钱挡在外面。如果我把这堵记忆之墙推倒，金钱自然会从四面八方流向我，带给我轻而易举的富足。

　　* 只要我敞开接受，宇宙就会给我金钱，是我的记忆将我和金钱隔离，甚至让我都看不到它们。

　　* 当我处于零的状态时，我是无限制的，此时金钱就能自由地流向我。然而，一旦我陷入了记忆中，我就会阻挡这金钱之流。

　　* 围绕着金钱，有着许许多多的记忆，而当我清理这些记忆时，我也就将之从所有人的记忆中清除了。

　　* 当我把自己清理得更纯净时，我所处之地都能感受到这份纯净。

　　* 我自由自在地给出金钱，它们不过是些金钱而已。

　　* 当我投之以慷慨时，宇宙报之以丰盛。我自由地给予众生，宇宙则用灵感给予我回报。

　　* 我不断地收获着灵感。

　　* 只要我敞开接受来自宇宙的信息，它们就会源源不断而来。

　　* 通过不断地清理与放手（不向宇宙提要求），宇宙的信息如潮水般将我包围。

　　* 每个人真正想要的，其实都是爱，是那种被深深地

爱着的感觉。我必须爱人。

* 我必须爱人，因为他们是我生命的一部分。通过爱他们，我也就在协助清理、清除、净化那些活跃在他们生命中的记忆。

* 我自以为是的那些问题其实不是真正的问题，它们不过是我对于事件的理解与诠释而已。我对于当下的真实发生其实一无所见，但我总是忍不住要对自己其实一无所知的当下实相做出评判，导致我深陷轮回，成为故事中的人物，一生都活在自编自演的梦幻故事里。

* 我只是不断地向神性说"我爱你"，信任神性会将所有需要被清理的东西都清理掉。

* 当某人的名字是分裂的，他就会产生出分裂的人格。每个人都需要拥有自己的真名（出生时候的名字）。

* 我开始放松，并重新感觉到完整。

* 治疗师会认为自己的任务是帮助或拯救别人。但在实相上，他们的工作只是疗愈自己，让自己不再为程序（记忆）所苦，事实上，他们在自己的病人身上看到了这些程序和记忆。

* 当这些记忆从治疗师的心中被清除之时，它们也就从病患的心中被清除掉了。

* 非常重要的一点是，我爱这些与我同在的人们（爱我的病患）。

＊因为我眼中的这些人其实都是我的一面镜子，并且他们体验到的东西也都是与我共享的，所以通过清理这些程序，我们双方都得到了清理。

＊我们自认为是有意识的演员，但我们错了！从某种角度来说，我们都是木偶人，背后牵线的是神性的力量，它显现成为我们内在的驱动势能。

＊我活在一个由信念系统驱动的世界里。无论我相信什么，它都会显现在我的生命中。它贯穿我的生活，扭曲我的经验，使之形成知见，并让我对那些知见信以为真。

＊若想让"荷欧波诺波诺"与意图发生作用，前提就是我不再挡住自己的路。

＊我的念头与想法阻挡了事物的自然流动。

＊若是心智被记忆填塞、充满，我们就无法体验到当下此刻的至高喜悦，以及神性的恩典。

＊我运用清理手段移除所有对于神圣计划的阻碍。

神性会传送给我所需的推力，这种渴望会是一种阻碍。

＊通过移除这些阻碍，我就还复了与神性同在的自己，也就是说，木偶与木偶操控者合一了。

＊我来此世间，我的内在带着一份天赋。一旦我移开了挡在这天赋之前的层层阻碍，我就能够见到它，并按照自己天赋的指引来行动。

＊如果神性是我生命的木偶师，我愿成为神性的木

偶师。

* 我唯一的选择即是随顺生命之流。

* 我遵从高我的指引，在他的指导下展开行动。

* 我依循灵感而动，移除妄念纷飞的缠绕。

* 无论结局如何，我都全然接受，因为我知道它们全都是更大的宇宙场景中完美的组成部分。

* 我在全然放松的状态下采取行动，根本不去想结局如何。

* 每个人都有着自己的天赋与角色。

* 我毫不抗拒自己扮演的角色。

* 食物本身并不危险，我对食物的想法才充满危险。

* 在我进食之前，总是在心里对食物说："我爱你。"

* 修·蓝博士的秘笈在于爱一切万物。当你爱某物时，它就会发生转变。

* 万物皆源于思想，爱则是伟大的疗愈师。

* 我对自己的人生，以及此生中所有的体验负百分之百的责任。

* 我知道我在别人身上看见的东西其实在我心里。

* 外面空无一物，一切皆在我的内在。

* 无论我体验到什么，我都是在我之内体验。

* 我在自己的心内经验到人们，所以，除非我向内看，否则他们根本就不存在。

* 清理是回家之路。

* 没有人能够预测自己的下一个念头，因为念头是从潜意识中升起的。

* 我无法掌控自己的念头，我唯一的选择只是在它们升起之后（选择）是否依之而行。

* 我正在清理自己的潜意识，让自己获得更好的念头。

* 我不断地清理，最终将把整个潜意识仓库清空，于是我的心中再无任何的程序残留。

* 随着我不断地深入清理，新升起的念头变得愈发正向、积极、具有预见性，并且充满爱。

* 通过不断地承担百分之百的责任并让自己回归零状态，我认识到其他人的记忆（程序）原来也是我的程序。

* 因为人们和我的理念相通，所以我们之间不可避免地程序相通，记忆相通。

* 当我清理自己的程序时，其他人的程序也同时得到了清理。

* 我正试着无间断地清理，让自己与零状态之间再无任何阻隔。

* 我知道当我处于零状态时，同步性就发生了。

* 处于零状态之中时，我允许神性赐予我灵感。

* 神性拥有无上之大能。我若脱离神性，则一无所能。

* 我不断地清理，这样我才能听见神性的声音，并遵从其旨意。

* 自助救助的专家对于他们之所为其实毫无头绪。

* 修·蓝博士已经教会我放手，信任神性的力量，同时不断地清理那些浮出水面的思想与念头，不让它们阻挡我聆听神性的声音。

* 通过持续不断地清理，我清除掉记忆的杂草，于是生活变得容易多了，满含恩宠与轻而易举的富足。

* 我知道神性并不是门房，所以我从不找他要东西，我只是单纯地清理。

* 我不断地清理。

* 我对于生命中的每件事情负全责，而疗愈所有事情的妙方竟如此之简洁：

我爱你。

对不起。

请原谅。

谢谢你。

* 我视自己为我人生一切体验之源，我所有的经历都是我自己创造出来的。

* 我为自己潜意识层面所经历的一切感到抱歉。

* 修·蓝博士教诲的主题就是无有一物在我们之外（心外无物）。

* 我百分之百地承担责任。

* 我为自己内在发生的一切请求原谅，因为是我自己

内在发生的这些事情导致了如此的外境。

* 我与神性重新连接，方法则简单无比，只要说：

我爱你。

对不起。

请原谅。

谢谢你。

* 剩下的工作则是信任神性，相信当我疗愈之时，外境亦获疗愈。

* 一切万物，无有例外，皆在我内。

* 我知道灵感是真实的力量之源。

* 我不断地对生命说"是"，而不是与之对抗。

* 我随顺生命之流，无论面前出现什么，我总是持续不断地清理。

* 我完全放手，允许神性通过我来运作。

* 通过清理，我看见了全新的改变，生活越来越美好。

* 我正在清除自己有害的思想，用爱将它们取代。

* 人们其实一点错都没有，唯一有错的是我自己的错误记忆。

* 我爱一切万物。

* "荷欧波诺波诺"大我意识疗法，包含了为自己承担百分之百的责任，以及移除内在负面的那些能量。

* 我非常放松，充分享受生活。

* 我时常欢笑，尽情玩乐，享受我正在做的事情。

* 境遇（事件）已为我悄然改变。

* 我的生活变得越来越好，却无须我刻意为之努力。

* 我清理内在发生的一切。

* 我不断地清理，灵感和机遇随之而来，我则顺势而为。

* 我知道未来的我无论在哪里，生活都将会比现在所能想象的更美妙。

* 相较于下一刻，我更感兴趣于当下此刻。

* 当我关注当下此刻时，未来的每时每刻都会顺畅地展现。

* 当我释放掉小我及其欲望时，我就允许神性前来为我引路。

* 我已经认识到我的意图只会平添阻碍，因为我无法掌控全局。

* 我知道当自己放下控制，臣服于高我的力量时，奇迹就更容易发生。

* 我开始学会放手与信任。

* 我开始练习与神性连接。

* 我开始学习在灵感到来之时认出它，并加以执行（按它的指示办）。

* 我意识到我是有选择的，但我现在还无法掌控自己的心智。

＊ 我知道自己能够做到的最伟大的一件事情就是向每一个当下说是。

＊ 到达这一阶段时，奇迹就发生了，而当奇迹发生时，我总是惊喜连连。

＊ 一旦某种觉醒发生了，就再也回不去了。

＊ 所有我能做的，只是持续不断地清理，以体验当下此刻的祝福与恩典。

＊ 我们总是会碰到问题的，而"荷欧波诺波诺"大我意识疗法，为我们提供了一个高效的解决这些问题的流程。

＊ 只要我不断地清理，我就是在回归零极限的状态。

＊ 我将自己不断地调频，与爱共振，不停地说：

我爱你。

对不起。

请原谅。

谢谢你。

＊ 当我不断清理之时，我就不断地让自己调频到纯粹灵感之境。

＊ 当我依据灵感而行时，更美妙的奇迹就会发生，远远超乎我的想象。

＊ 所有我需要做的，不过是坚持不懈地清理，因为"荷欧波诺波诺"需要时间来完成。

附录 G
成功案例

（以下是一些真实的经历，源自各界朋友们对于"荷欧波诺波诺"的实践，在许多不同的领域彰显了奇迹。《零极限》的读者们寄来的故事有好几千个，此处只是挑出一小部分，在征得作者同意后，在此与大家分享。）

依据神性灵感而行动

乔·维泰利博士与伊贺列卡拉·修·蓝博士，你们好：

我的名字叫达伦，今年19岁，我来自爱尔兰，此处我有一个很棒的故事要和你们分享。这个故事发生在我阅读《零极限》的时候。我当时成天念诵那四句"我爱你，对不起，请原谅，谢谢你"，分分秒秒都在念，起初什么事也没发生，但当它后来发生时，我彻底被震撼了。

故事是这样的，一天，我脑海中闪过一个灵感，让我去瞅瞅耐克高尔夫网站，于是我打开了网站，然后跳出来一个竞赛窗口。那个窗口说："如果你购买新款的耐克迪莫STR八件套球杆，并按球杆上的编码在线注册，你将会自动取得一个免费的抽奖资格。"

256

奖品包括：跟老虎伍兹打一场球赛，往返美国的商务舱机票，还可以带上一位朋友同行，提供四星级酒店套房，食宿全免单！而且还免费赠送旅游全险，零花钱，以及美国机场的往返专车接送。

灵感再度闪现，告诉我："做吧！"（很像是耐克的广告语"做就对了！"）——于是我就做了！第二天我起床之后，就去了当地的高尔夫商店，买了新款的耐克迪莫STR八件套球杆，并将编码在线注册。之后的一天，更多的灵感来到，于是我去办理了护照。我先是找来护照申请表，填好之后又去拍了护照相片，然后就将资料寄了出去，十个工作日内，一切就全办妥了。

后来有一天我正在看电视，突发灵感站起身来，上楼到我的房间，然后就看见一个行礼箱躺在我屋里。原来是我妹妹正在打扫自己的房间，所以就把箱子放我屋里来了。于是我对自己说："看来我得把行李给收拾好，准备去跟老虎伍兹打球喽。"所以我就把自己的高尔夫球衣、防晒霜以及前往美国所需的许多东西都打包了。

很难解释我干吗要这么做，但我就是这么做了，因为这么做感觉挺好的。每一天的每一秒我都在说："我爱你，对不起，请原谅，谢谢你……"当我接收到灵感时，我就立即照办。几个星期过去了，我依然是专注于念诵："我爱你，对不起，请原谅，谢谢你。"

　　有一天，我又收到一个灵感，告诉我去查看一下邮箱，于是我打开邮箱，发现了一封来自耐克高尔夫的信！信上是这么写的："亲爱的达伦·伯恩，恭喜你！你参加了耐克高尔夫 STR 八件套装竞赛，并且高中头奖！我写这封信来是向你确认，在耐克高尔夫球的赞助下，你有机会在 2009 年前往美国与老虎伍兹打球。确认收悉，并请提供你的住址和电话详情，以便我为你安排具体的参赛和旅游细节。再次向你表示祝贺！"

　　乔，修·蓝博士，你们说说，这消息有多么棒，我和老虎伍兹打高尔夫？！不过我现在还没去，因为耐克高尔夫告诉我说老虎伍兹 2009 年的行程已满了，所以我会在 2010 年的某个时候跟他打高尔夫。与此同时，耐克高尔夫给了我一大箱子的好东西——因为时间的推迟。在那个箱子里面，有耐克高尔夫球衣、球鞋、高尔夫球，等等。我想对你们说"谢谢你"，谢谢你们的帮助。你们让我的生活变得如此开心，我今年才 19 岁啊！我简直迫不及待了，想看看神性到底还为我的生命准备了哪些好东西！谢谢你们！我希望你们能够拥有最棒的人生。我爱你，对不起，请原谅，谢谢你。

——达伦·伯恩

神性告诉我："这是个清理工具！"

亲爱的乔：

我的"荷欧波诺波诺"之旅始于观看电影《秘密》，以及订购你的电子报！我买来《零极限》，截至目前已经参加过两次年度的"荷欧波诺波诺"工作坊。我是一名酵素理疗师，客户超过 2000 名，遍布全球各地。而"荷欧波诺波诺"改变了我的人生，改变了我的家庭、朋友，以及客户们的人生。当我接收到灵感时，我就跟我的客户们分享"荷欧波诺波诺"，然后他们的生活随着其实践的深入，也发生了许多的正向转变。

我有过许许多多的体验，但下面我要告诉你的，却是一个令我震惊不已、出乎意料的惊喜。当时我刚从第四次"荷欧波诺波诺"工作坊中回来，我非常放松，头脑空灵地跟朋友们坐在客厅里时，我的丈夫约翰也悠闲地走了进来，并打开他的影碟机，给我的一个朋友试听。

这张影碟名为"奇迹之夜"，里面有 83 张北极光的照片，是约翰过去 19 年间不懈追拍极光而来的。这张影碟我已经看过许多遍，对里面的内容已经非常熟悉，而且有时候自己甚至有点不太高兴，因为约翰几乎把他所有的时间都花在拍照片上，却从来没有想过要把它们卖出去！噢，我的天！

当他按下"播放"键时，影碟开始放映，此刻就像是一声来自于神性的雷击，我听见一个声音说："这是一个清理工具。"我惊讶得简直说不出话来，当我终于缓过劲来可以说话时，朋友们都听不出我的声音来了。我非常疑惑，我看了这些照片足足19年，怎么从未意识到它们有清理功能。

至于接下来应该怎么办，根本想都不用想了。我有一个网站，并且手里有几张DVD，里面伴奏的音乐是乔尔·安德鲁斯的金色竖琴，这音乐具有强大的疗愈功效，非常迷人。我就把这些DVD放在了自己网站上醒目的位置，并附上一张不同凡响的极光照片，我为之命名为圣迈克尔（因为我感觉它看上去就像是圣迈克尔）。

我们非常开心，因为不断地有人来购买"奇迹之夜"DVD。我也非常喜悦，因为神性指引了我与全世界分享约翰那美妙的疗愈视频。

这里还有两个故事：

* 我的一位同事，她拥有着一家疗愈中心，在我与她分享了"荷欧波诺波诺"之后，她打电话给我，一边哭，一边说这些零极限的咒语空洞且无意义，她说感觉自己快要崩溃了。我回答道："不，你快突破了！"后来我再见到她的时候，她告诉我，曾经常威胁要开除她的老板，忽然间改变了态度，就在她坐下来工作，并开始"荷欧波诺波诺"练习15分钟之后。有一天，他靠到她的隔间对她说："你知

道，我非常抱歉我们曾经的争吵。我知道你有许多的好点子，而且我希望你能跟我分享。"

　　* 我在杂货铺里买东西的时候也在实践"荷欧波诺波诺"。当我推着购物车前往我的汽车时，一阵响亮的、恼人的汽车警报声传来。我想都没想，直接就循声来到一辆车前，发现那辆车的窗户没有全关，车里有一只小狗，正歇斯底里地上蹿下跳，拼命地汪汪叫。它那狂乱的叫声被汽车警报声给盖住了。当我触碰到这辆车时，警报声停了，小狗也不叫不跳了，它朝窗户靠过来，我把手指伸进车窗，安抚它，它就开始舔我的手指头。当然怀疑论者会说这是一个巧合，但我不会这样认为！感恩你，乔，和你伟大的工作。你为我们带来了灵感与活力。

　　　　　　　　　　　　　　——利塔·李博士

一本受神性启发所写的书

　　自从我运用这个方法以来，奇迹多多，一封信里根本说不完。然而，此处我想提一件事，就是在我运用这项方法之后我获得了一个灵感，创作了一本适合儿童阅读的关于"荷欧波诺波诺"的书。还有什么儿童教育比教给他们"荷欧波诺波诺"更好的？

　　当我接到这个灵感时，整本书一天时间就自动写出来了，并且现在已经准备要出版了。我超爱这个方法，而且小孩子是如此清澈明净的存在，如果能够在小时候就学到这个方法，对他们的未来人生将会产生非常巨大的正向推动力，而我们的世界也会变得更和平。

我写信给修·蓝博士，告诉他我的这本书，他回复我说只要这本书是出自于灵感，那就肯定不错。当然，我知道只有"我"应当为清理工作负责。所以对我而言，练习"荷欧波诺波诺"以来我的人生变得越发不可思议，并且一天比一天美好。我会继续为自己的这本书清理，让它能够帮助全世界的小朋友。

——查兰·瑟达

透过清理，一只受伤的小狗得救了

我的名字叫玛德琳·土特曼，今年20岁，在马里兰州念大学。我最近读到你的书《相信就可以做到》，感觉醍醐灌顶。我以前从来都没有想到过我的人生居然是自己内在信念的投射，认识这一点相当重要，尤其是考虑到最近发生的一件事情：

我朋友家的狗狗塞布尔，是我见过的最甜蜜可爱的狗狗。但是昨天下午，它被我邻里的两只狗咬伤了，那两只行凶的狗已经被关起来了，这件事情正在调查当中。塞布尔是一只迷你澳大利亚牧羊犬，现在的情况很糟糕，兽医说它是否能够活下来尚未可知，而且即便活下来了，也必须截肢。听到这个消息后，我非常震惊，不知所措。我无法想象自己怎么会吸引来这样的事情进入我的生活中，但后来我想到了……

几个星期前，我看到一档电视节目，里面一位女士的小狗被一只哈士奇给咬死了。我在看这档节目的时候非常生气，感觉自己完全被这些情绪掌控了。啊，思想真的会变成现实！所以现在我一听见塞布尔的惨剧，我就知道自己必须化解掉我过去的妄造。于是我就用到了你书中的几项技巧……我运用并重复地大声念诵"脚本"（引自《相信就可以做到》），我想象自己跟塞布尔一起跑步，我想象它欢快且健康的模样，就像我上次见它时的样子。我给自己发了一条短消息，内容是说医生已经修复了它的脚，所以只需再做几次理疗，它就会完全康复。最重要的是，我紧握着塞布尔的一张照片，足足有10分钟的时间，一遍又一遍地说："我爱你，请原谅，对不起。"

今天晚上，妈妈来到我的卧室，告诉我塞布尔的手术很成功，它的腿保住了，再做一些理疗它就会完全康复。妈妈说的话简直就像是在照着我发给自己的那条短信逐字念诵！前后不到24小时，塞布尔就被治愈了，而这一切皆缘于我改变了自己的能量。

——玛德琳·土特曼

用"荷欧波诺波诺"的方式让事业轻松地成长

亲爱的乔:

我好开心，听说你要出一本高阶的"荷欧波诺波诺"教程了！过去几年以来，我一直都在运厅这个不可思议的清理工具，将它用在我的个人生活方面. 成效非常显著。但更好玩的是我从半年前开始将它用在了我的生意方面，结果简直超乎我的想象！

事情是这样的：我是一个高度敏感的、以心为导向的女性，我会在见客户之前，聆听自己录制的20分钟的"荷欧波诺波诺"来清理过程的起点。然后花10分钟时间感觉自己与未来客户的连接。感觉他们是谁，他们想要取得的目标，以及他们内在的不和谐（如果有的话）。然后灵感就会源源不断地涌来，只要我保持在这种敞开与中立的状态。随后我会拿出一张纸，在同一水平线上写下我的名字（名前姓后），后面接上他们的名字（名前姓后），两个名字之间保持两到三英寸的间隔。

比如说：乔治娜·斯威尼   乔·维泰利

在接下来的日子里，我会用铅笔头上的橡皮擦来清除我们两个名字之间的阻碍（我俩之间的阻隔），或者简单地在脑海中想象那片间隔被清除掉了，同时不断念诵"荷欧波诺波诺"的句子。在我们见面之前，我会闭上眼睛，在心里呼唤他们的名字，并重复"荷欧波诺波诺"的句子。然后我会提升自己进入较高的我，并想象自己正在与对方的较高的我进行销售谈判。在我们的实际面谈中，我会遵循以内心感受为指导的销售进程，避免给双方造成任何压力。在后续工作中，在发送邮件向他们报方案之前，我会再度清理，并说出他们的名字，紧接着是"荷欧波诺波诺"的清理句子。当我感觉平静并释放了所有的期待，包括对于我们必须在一起工作的执着之后，我再点击发送按钮，心中唯一的祈祷就是如果我们在一起工作符合双方的最高利益，那么就让我们在一起工作吧。

自从我这样做了之后，我与潜在客户之间的关系就发生了戏剧性的转变。我不再害怕被拒绝，也不会感觉任何的焦虑，而且最妙的是，我现在的成功率简直高得吓人。截至今日，我都还没有跟别人分享过我的秘密流程，但我希望，通过此刻的分享，这个方法能够为其他以内心为向导的人们带来收益，让他们的事业能够轻松优雅地展开，一路与"荷欧波诺波诺"相伴。

——乔治娜·斯威尼

在工作和财务上帮助我的"荷欧波诺波诺"

3 年前我购买了《零极限》的有声书，并且在我的Ipod 上反复听，感觉它非常有趣，同时也很不可思议，我们的生活居然会发生那么大的转变，许多问题以接收到灵感的方式顺利解决，而这一切只缘于不断地向神性重复那四句话，然后神性就帮我们清除掉了那些妄造出我们生活实相的重播记忆。我能够想起好几个场景，它们让我见证了"荷欧波诺波诺"的神奇功效，下面是两个实例：

作为我工作的一部分，我必须去见一些制造业的经理。这一次，我要见的那位经理很难打交道。只要他对生意伙伴不满意，或者是对洽谈的生意不满意，他就会拂袖而去。

于是我在跟他谈生意前，就开始重复那四句话，并且请求上帝帮我清除记忆，无论那些记忆是什么，总之它们造出了这位经理的特殊情形，必须被清除掉。到了见面的时间，我非常放松与自信。这位经理来了，我们开始洽谈并查看手头的资料与信息，然后，不知不觉中就已经是午饭时分了！非常惊奇的是，这位经理居然请我共进午餐。用餐之后，我们回到会议室敲定了生意。无须赘言，从那以后我和这位经理成了好朋友，生意场上的好伙伴。现场有几个人见证了这一切，他们惊奇地问我："你到底做了什么？"我如实地告诉他们我只是做了清理，一边洽谈一边清理……用"荷欧波诺波诺"做清理！

另一个故事是关于房贷。我为房贷所苦，已经延期了好几个月未还款，欠款越累越高，还得倒贴利息。有一天，我读到一段文字，说是你可以清理与商业票据相关的令你陷入窘境的记忆重播，方法就是一边用一支铅笔头上的橡皮擦敲打那些票据凭证，一边念诵那四句话。于是我就开始这么做了，然后有一天，我接到银行的一个电话。银行约我过去跟他们的人员见面，说他们为我准备了一个协议。

我参加了那个会议，当然脑海里不断地重复着那四句话。当我接过他们的新协议时，感觉非常震惊！因为银行给我的这份新协议不但吸收了我过去的欠款，而且还在利息和月供方面给我打了一个长期折扣。而我根本都没有向银行提出过这些要求！我们能说这是一个奇迹吗？当然了！

上面这两个故事都只是小例子，证明了在运用"荷欧波诺波诺"之后，我的生活中出现的惊人转变。我的妻子、女儿和儿子都把"荷欧波诺波诺"运用在了生活中，无论是去教堂、去学校还是与朋友相处，利用这个方法都取得了非常显著的成效。

——塞尔希奥·利萨拉加

因为清理，我改善了和前夫家人的关系

我和前夫都是非常善良有爱的人，我们在一起共同生活了 25 年，养育了 4 个孩子。我们彼此尊重，一直都是模范夫妻，人人都羡慕，亲朋好友们从来都没有想到过我们

可能会离婚，其实我俩也没有想到会这样。我很不开心，我被某种情境俘虏了，于是主动提出了离婚。

而离婚的后果则是：那些与我从小到大相处多年，长期以来都视我为好朋友、好妻子、好妈妈的家人、朋友们，现在都判定我是个贱人。我前夫的大家庭里有几个还是对我挺友好的，但其他的都对我怀着程度不等的敌意。我非常理解他们大家庭成员对他的忠诚与支持，但我还是感觉很受伤，因为这些人都是我曾经爱过的、关心的，并且长期以来都视为家人的人。

随着时光的流逝，他们中的一些生病了，或者经历坎坷了，而我在每日静心中，一直为自己和所有这些家庭成员清理，为他们祈福。

在我这样做几个月之后，我前夫的父亲去世了。我参加了他的葬礼，当然心里还是有点担心他们家人的反应，但是我心里知道我应该参加。然而我完全没有想到的是，参加他的葬礼居然成了我人生中最大的疗愈机会。他们家里的每一个成员，兄弟姐妹、姑姑婶婶，包括每一位朋友，都跟我交谈，有些是我主动的，有些是他们主动的。他们不但允许我表达自己对他们的爱意和同情，其中的一位甚至还为过去的不友善行为向我道了歉。

这些谈话修补了我们之间的关系，我本以为他们永远都不会跟我说话了。我简直做梦都想不到和解会如此戏剧化地发生。我知道这样的疗愈是我实践"荷欧波诺波诺"的成果，根本找不到其他合理的解释。我的清理一直都是带着请求宽恕的意愿，不断地向他们每一个人发送爱意和感激，而我在这样做的时候，不期而遇地接收到了同样的宽恕、爱意和感激。

——南希·佩尔希

税金解套办法因"荷欧波诺波诺"而出现

自从我两年前学会"荷欧波诺波诺"以来，我就一直在运用这个方法，每日不辍，然后我就发现生活中的问题不断地自动消失。我的职业是个人训练师和生活教练，所以我也会跟我的朋友和客户们分享我的心得体会。我人生的使命就是帮助别人，从身体与心灵两方面。

我的一位客户，我向她传授了"荷欧波诺波诺"的方法，她告诉我她最近3个月来一直在运用这个方法，试图解决她和丈夫共同面临的一个棘手问题。原来在3个月前，他们的会计师说，他们欠下政府一大笔的税款。这个消息对于他们而言简直是灾难性的，完全出乎他们的意料。如果他们3个月后必须偿付这笔高额税款的话，他们就会倾家荡产，长期以来他们早已习惯的舒适生活将会突然终结。所以他俩都很沮丧，夜不能寐，连日常的工作都无法展开了。他们的会计师非常努力，一直在想各种办法，但还是没法想出规避这笔税款的方案，来帮助这对可怜的夫妇。

于是这位妻子就开始运用我教她的"荷欧波诺波诺"了。每天每晚她都在反复念诵"对不起，请原谅，谢谢你，我爱你"。她就这样一直念诵，3月无休。在他们不得不前往会计师事务所准备支票支付税款的前一天，她决定给会计师打个电话，看看有没有奇迹发生，结果很不妙，会计师致歉说他实在是想不出办法规避这笔税款。

那天晚上，他们临睡前，暗然神伤，以为这是豪华生活的最后一晚了。然而，我这位客户仍不放弃，继续清理。第二天，他们来到了会计师事务所，准备交出自己所有的一切，那可是他们那么多年的辛勤积累、心血凝结。但此时会计师进来了，他笑得合不拢嘴，他激动得只能说出一句话："这是一个奇迹！"这对夫妇当然是完全搞不懂会计师到底在说啥了。原来，就在昨晚，他遍寻3月而不得的税务漏洞却奇迹般地出现在了他的面前！就像是在变魔术一般，完美的解决方案自动跳到了他的眼前！然后经过仔细地系统核查，会计师告诉他们1分钱都不用缴，当年的税款已结清。

要知道我们的这位会计师朋友3个月来，一直都在想尽办法帮助我的客户夫妻俩避税，然而无果。这笔税款高达6位数，就在要付款的当天，会计师竟然找出了完美的解决方案，让他们1分税钱都不用缴纳！如果这都不算奇迹，我可真不知道什么算奇迹了。

——厄尼·德米尼科

神性透过我发挥力量

2007年，我和丈夫参加了你在夏威夷举办的年度零极限二阶课程，此后就发生了很多的事情。大约两年前，我读到了一篇文章，是关于活体肾脏捐赠的：人们会把肾脏捐赠给自己的爱人，甚至陌生人。我本人是非常害怕医疗手术的，所以当我在网上注册进入一个捐赠匹配项目时，我自己都目瞪口呆。

然后我接到一位男子从纽约打来的电话，说他有严重的肾病，生命垂危。他最后的生命消磨在疼痛与透析之中。他已经没法工作了。他的家人都想要为他捐肾，但出于种种原因，他们都不匹配。活体肾脏捐赠的检测是非常严格的，而且若是从陌生人那里得来的肾脏，匹配率极低。于是好几个月的连续检测开始了，而我则闯过了一个又一个医学检测。最后的一步，则需要我从佛罗里达州前往纽约，准备在肾移植医院迎接最后的系统检测。

就在我准备动身前往纽约之前，我最好的朋友兼生意伙伴，做了一些令人难以置信的事，结果完全毁掉了一项我们辛辛苦苦培育起来的生意。她给我留下了一堆财务和法律方面的麻烦，然后跑掉躲了起来。截至目前，她已经躲了9个月了，而每一天，我都会在脑海中想象她的模样，并背诵"荷欧波诺波诺"的话语。我不认为自己对于她和此事还有任何的愤怒，我觉得是"荷欧波诺波诺"救了我，让我不受抱怨和怨恨之苦。或许这本身就称得上是一个奇迹了。

与此同时，我必须决定自己是否要放弃这项可能的肾脏捐赠，腾出时间与精力来处理我自己的事情。大体而言，我还是有出路的。"荷欧波诺波诺"的四句清理箴言那时一直都在我的脑海中循环播放，至今依然如此。它们让我冷静下来，并且能够专注地处理手头上的事务。而一旦我能够让脑海中的思绪停止，我就会听见一个内在的声音对我说："继续捐赠检测。"于是我就继续检测，结果是完全匹配。从我在线注册的那一刻起，我就冥冥中知道某个地方有某个人在等着我伸出援手。我并没有宗教信仰，所以当我感觉到神性通过我在运作时，完全出乎我的预料。我对此没法解释，只能说是我感觉到了与神性的连接。

手术是在1月份进行的，持续了4个小时，在接受捐赠的人身上持续了更长的时间。我记得在麻醉剂生效之前的那一刻，我脑海中回响的依然是"荷欧波诺波诺"的语句。接受捐赠者，此时已不再是一位陌生人了，在移植完成之后的几分钟时间里，他的气色就开始好转了，手脚的浮肿也开始消退。他也不用再做透析了，接下来更是恢复了工作能力，并且今年夏天还会到法国徒步旅行。想想看，去年夏天他还濒临死亡呢。经过两个月的休养之后，我回归了正常的生活。现在，说实话，我几乎从未再想过那次手术。

离开医院几周后的一天，是我的生日。接受捐赠的家庭送了我一条项链，上面缀着两颗小金心。那是他们家乡的风俗：当一个小孩降生时，他们会为这个小孩送上一颗小金心。他们觉得我应当收到两颗心，以纪念两个家庭的结合，不是通过降生，而是通过选择。我感觉是"荷欧波诺波诺"帮我完成了这次捐赠，没有让那段坏时光影响到捐赠的选择，为我铺平了接下来的奇迹之路。

——乔伊斯·赛尔丁

因类风湿性关节炎而受创的膝盖逐渐复原

2008 年，我患上了严重的风湿性关节炎，在床上足足躺了 10 周的时间，而且接下来的几个月我也是虚弱不堪。于是我唯一可行的体育锻炼就是从床边跛行至电脑桌畔，然后趴在电脑上疯狂地搜寻替代疗法，因为医生说我患上的这种风湿性关节炎无药可治。奇怪的是，"荷欧波诺波诺"总是出现在我的搜寻中，于是我就订购了一本《零极限》。书送到家里的时候，我依然病得很重，而且完全丧失了康复的希望。

我拿起《零极限》，看了看封面，第一反应就是这东西肯定是某种疯狂的夏威夷戏法，糊弄人的，于是将它随手扔上了书架。那年晚些时候，我总算熬过了最坏的时段，尽管右膝盖走路十分疼。大致就在那个时段吧，我准备和伙伴去山中休闲，我又一次拿起了《零极限》，并开始阅读它。这一次我完全手不释卷。然后我就开始无间断地重复念诵那几句话，而这种念诵带给我一种极度轻盈的存在感。后面几天的时间里，我这一生中见过的所有人的面容全都浮现了出来，而我感觉自己第一次真正地明白了将我与他们联系在一起的隐形丝线。在山间小屋里，我为自己的伙伴朗诵了《零极限》当中的精华摘录，这位伙伴非常敞开，立刻就开始实践。我跟他分享修·蓝博士是怎样治好了那些患有精神病的罪犯的故事。这个简单的事实，让我和朋友为此方法的强大惊叹不已。

第二天，我们开车去山中一个美景瞭望台。因为我的膝盖还是挪不动，所以我根本没有打算下车走动，但奇怪的是，我发现自己莫名其妙地跟在我伙伴的身后，一路下行，走了大约350步。我一边往下走，脑海里的两股思潮一边在打架：快停下来吧，否则只能是叫直升飞机来接我回去喽；对不起，请原谅，我爱你，谢谢你。终于，在最后的台阶底端，现出了最美丽的风景，那美得令人窒息的瀑布，像新娘的面纱般从天而降，盖在垂直悬崖的俊美脸庞上，而两旁环抱的沙石岩壁，古朴而金黄，点缀着各式各样的植被。然而，我现在身处悬崖的半山腰上（如果把悬崖形容成一张脸的话，我现在就站在它的鼻子上），唯一的回头路，就是拖着无法做出任何向上动作的膝盖，登上 350 级台阶。

我小心翼翼地回撤往上，心里简直想把自己给踢死，因为我愚不可及，给自己招来这 350 级的向上酷刑。然而，不可思议的是，我向上踏出的每一步居然都轻松而不费劲，而且毫无痛感。这简直是个奇迹！要知道我这个膝盖在过去的几个月里可是被抽了 4 次液，因为它肿起来像个椰子那么大，还被注射了 N 次的可的松，结果一点成效都没有（哪怕只是正常地走平路，一步一磨，吱嘎作响，疼得见鬼，而且完全没法上坡），可现在却让我走了 350 步，到达溪谷之巅。

从那天以后，我的膝盖感觉好多了，而我则紧抓着"荷欧波诺波诺"不放，它俨然已成为我生命的一部分了。我相信，这四句话承载了宇宙的疗愈频率，穿透我们的整个意识领域，为我们所有人注入活力。无论你用哪种语言来念诵，它都会引发同等的共鸣，那是臣服、宽恕、感恩与爱的共鸣，能够呼求神性并向他敞开，让他将恩典照进我们的生命，以及身边许多人的生命。

——克里斯蒂娜·斯坎特伯里

引发严重头痛的鼻炎症状缓解

在我看完《零极限》之后不久，我因过敏性鼻窦炎而引发剧烈头痛。鼻窦炎是我大约一年前落下的病根。于是我围绕头部区域拍了一些 X 光片，发现鼻窦里面有东西。医生给我开了一个处方（内含 3 种药品），外加一副止痛药，告诉我症状会消失两三个星期，但之后会复发，而且强度不减。

有一天，我梦见我在看自己的 X 光片，同时手里拿着一块橡皮在擦除鼻窦炎的影像。我一般情况下都会注意到自己的梦，因为我喜欢做梦的解析。但这个梦对我而言有点太奇怪了，所以我没有对它采取措施，因为我那个时候没有搞懂它里面携带的信息。我只是继续服药，但问题一直没得到解决，症状依旧。

几天之后，我又翻看《零极限》，然后想起"荷欧波诺波诺"方法当中有一项就是用铅笔头橡皮擦来清理任何你想删除的东西，我顿时灵光一闪！我理解了梦境。于是整个星期，每天晚上，我都拿着自己的 X 光片，用一块大橡皮来擦它。同时我还念念有词："我爱你，对不起，请原谅，谢谢你。"这个流程每次做下来大概 5~10 分钟。我还想象一道白光进入我的鼻窦，清理我的头部。结果等到周末，疼痛减轻了，炎症消失了，黏液减少了，一片清净！然后过了一两个月，症状重现，我又这样处理一番，感觉顿时清爽许多。而且我有某种顿悟，知道自己的鼻窦里面累积了许多的记忆，必须将它们清理掉，释放掉。谢谢你，修·蓝博士，教导我们如此美妙的清理技巧！

——吉塞尔·索特洛

消除了导致生病的记忆后，朋友就从昏迷中苏醒了

我有一个从"荷欧波诺波诺"实践中得来的奇迹！我第一次读到关于"荷欧波诺波诺"的信息是在2007年，当时我不信，但并不排斥它，幸好我选择了开放的态度。五个月之后，我又接到了"荷欧波诺波诺"的信息，这次是通过邮件的方式，所以我开始相信，这辈子有可能会体验到"荷欧波诺波诺"的功效。

几天之后，我独自在旅馆餐厅就餐，那是在另一个城市中，我去那儿是参加一个研讨会，然后我就接到我姐姐打来的电话，她告诉我说阿基莱斯，我们的一位老朋友，今年65岁，病得很重了。他已经昏迷了一个星期，现在躺在墨西哥城的一家医院里，他的身体对于医学治疗没有正向的反应，所以医生们认为他可能会在3日内死去。

等我接完这个电话，就想起了"荷欧波诺波诺"，然后我决定来试一试。我进入自己的内在，向神性请教，请他告诉我，我的内在出了什么问题（百分之百负责任），导致

了阿基莱斯患有如此严重的疾病？我在静默中静心了几秒钟，然后神性回话了："有一次，大概20年前，你认为阿基莱斯喜欢生病，因为他总是在谈论药品、医生和医院。"

当我接到这个回答时，我就向自己忏悔，因为这正是我当年对他的想法！我开始向神性请求宽恕，并且说："对不起！请原谅！"然后我听见一个声音对我说："好的！它已经被清除了！现在它已经被全然忘记了！"于是我全心全意地说："谢谢你！我爱你！"

从那时起，每次我一想起阿基莱斯，我就会反复对自己说："对不起！请原谅，我爱你！"每次都带着这同样的感情。然后我就能感觉到包围着他的疾病能量在逐渐消散，取而代之的是阿基莱斯完全康复，恢复健康的感觉。

两天之后，我姐姐又打电话来，很惊讶地告诉我说，阿基莱斯从昏迷中醒过来了，而且他的生理机能指标正逐步提升。于是我继续重复那同样的语句，一遍又一遍，直到我得知说阿基莱斯已经出院了，并且完全康复了！

一个月之后，阿基莱斯从家中给我打来电话，他说非常感激我去医院看望了他，说他从昏迷中一醒来就看见了我。而实际情况是，我从来都没有去那家医院探望过他，因为我住的地方离他可不近呢。但我现在真的相信"荷欧波若波诺"了。我知道它是一个极好的工具！我还在其他许多事情上证实过它的威力。

——埃琳娜·孔特雷拉斯

头部被撞而昏迷的小男孩逐渐苏醒

亲爱的乔：

　　我叫娜塔·陶佳诺娃，来自俄罗斯，是一名自我成长训练师，也是一名生活教练。另外，我还是《最简单的方式》俄文版的译者。我的生活中到处是"荷欧波诺波诺"奇迹，此处我想跟你分享一个最近发生的事。

　　2009 年 5 月的一个夜晚，我意外地接到我的一位学员的电话。她的声音里满是焦急，她的小外甥，一个才 10 岁的小男孩，正在她们家的花园里嬉戏跑跳，忽然间，一扇一直靠在墙壁上的大铁门倒了下来，刚好砸到这个小男孩的头上。他当场昏迷，被送进了医院。

　　这位学员正是这个小男孩的姑姑，她此刻打电话来向我求救。我告诉她不停地重复那四句话——"我爱你，对不起，请原谅，谢谢你！"而我自己整晚也不停地念着这四句话，直到我睡着。

　　第二天下午，她打电话告诉我说奇迹发生了。小孩从昏迷中醒了过来，还要了点东西吃，状态看上去很不错，不再有危险，而且昏迷也没给他留下任何负面的影响。唯一的遗憾只是他的下巴给磕破了。医生们完全震惊了，无法解释怎么会这样，这个小男孩的脑袋一点都没有受损伤。

我称之为"'荷欧波诺波诺'进行时"。

——娜塔·陶佳诺娃

四句话帮我保住了家

我是一个最不懂得掌握我的"正面振动"和正面想法的人，直到我发现了《零极限》。就在那时，房东打电话来说他会让一个买家过来看房，所以我们最好提前做好搬家的准备。于是你可以想象，我们当时的焦虑几何。

接下来我就试着实践了几天"荷欧泅诺波诺"，不断地清理，再清理，然后我就感受到了戏剧性的转变。一周之内我就可以清晰地感觉到什么时候自己需要清理，什么时候我的能量状态会变得"黏稠"。每天早晨起床后，每天晚上睡觉前，我都会拿着我们房东的照片做清理。我把自己单词表中所有的怀疑与不安都清除掉了，现在我非常确信自己就是能够继续待在原来的住地。

几周之后，房东又打来电话，说那个原先准备来看房的买家对这处房产又不太感兴趣了，所以如果我们想要的话，可以把房子买走！我们全家都高兴得跳了起来，因为这就是我们的家，我们根本就不想搬走' 这个消息对我们而言意义重大。奇迹般的语句"对不起，请原谅，我爱你，谢谢你"在我最需要它的时候，来到了我的生活中。它帮我们保住了家园！从今往后，每次我从神性那里得到灵感，我就会信受奉行！

——伊娃·莱特

清理房子和自己，让我获得了免费的居所

我是一个单身父亲，在我遇见《零极限》和"荷欧波诺波诺"之前，我有一个机会可以免费住在一片葡萄园／大豆农场里面。那个地方对我和我女儿来说还行，于是，我搬到了那里。

读了《零极限》之后，我发现这个旧农场的屋子跟我自己之间有很多的共同点：我们都需要好好地被清理。

我一边清理，一边听书，把这四句话用在自己和房屋身上。房屋被打扫干净之后，我又重新布置并维护它。我在地下室开辟出一间艺术工作室和办公室。而一楼的空间也被我收拾一新，变得非常宜居。

年度租用检查到来了。房东一来就惊呆了。因为整个房屋的每个角落都变得干干净净，一尘不染。我的内在也得到了完美的清理。我感觉非常棒。我寂寞，却不渴望什么。

视察过去了好几个星期，房东太太却依然感到不可思议，钦佩我对房屋的责任感，就像我是房主似的，而实情却是我只不过是在那儿免费寄宿而已！所以她决定让我搬家！什么？！然后她说出了下面的提议：我可以搬进她的

另一处产业，那里更新，虽然土地少一点，但房屋却更大，更豪华，而且社区环境一流……外加房租全免！而我需要做的不过就是把它清理干净（清理房屋，清理自己，这是我的秘密），就像我把现在这处房产清理的那样干净。

听到她的这项提议，我断然拒绝搬家！房东太太震惊了。这房子跟我都挺好的，我想，干吗要搬呢？然而，另一方面的情况是，这房子也想让我搬走了。我的房东太太困惑不已，而且很为难，于是她开始追加筹码，从原先的"清理干净就可以免费居住"提高到付清我所有的信用卡账单，外加饮食津贴（我只吃有机食品。这下筹码可真是太丰厚了）！

不用说，我接受了这项提议，搬家了……现在我还在清理它呢。在我基本完成对于这套新房的清理工作时，我的房东已经开始在把原先的房屋秀给房屋维护专家们欣赏了。那曾经一度难以出售的房屋，现在变成是让我或买或搬了。

——爱德华·伊莎威尔斯

我因"荷欧波诺波诺"，改善了与前妻的关系

亲爱的乔：

我与"荷欧波诺波诺"有过一次不可思议的亲密接触。那时我刚读完《零极限》，正在做清理工作，并聚焦于宽恕我的前妻，因为在我们痛苦的3年离婚之战中，发生了许多不愉快的事情。当我在做"荷欧波诺波诺"功课时，我发现我的能量开始转移，从前妻身上转移到宽恕我自己，宽恕我自己在那场战争中所扮演的角色、做出的事情。奇怪的事情发生了，我发现自己再看这件事情时，已经看不到苦痛，却只见一场华丽的双人舞（可以将它观想成为一片阴阳符），于是我终于能够开始接纳这段历史，能够从苦痛的战场中提升自我，到达一个平静的心灵境界。

当我将自己从这场双人舞中释放出来时，我也就能够温柔地把我的前妻从我的心里清理出去，她在那儿牢固地盘踞了几乎八年的时间，而且总是不请自来，长驱直入，免费居住。几个月之后，我妻子和我前往加利福利亚欢度国庆，看望与前妻同住的女儿和儿子。我前妻本来计划是我们一到她就开车回拉斯维加斯的家中。往常都是这样，带着敌意地问候一声，然后道别离开。

但这一次，她的车坏了，而且恰好是坏在节日的前一天，于是她不得不待在加利福尼亚，等待修理店开门营业。我们邀请她留下来，跟我们大家一起欢度国庆，她竟然接受了。我们在海滩边上待了一段时间，欢快地聊天，共同享用美味的烧烤，最后甚至还一起泡温泉浴！我妻子跟我前妻相处非常融洽。简直不可思议！若是没有《零极限》以及"荷欧波诺波诺"的清理功课，这一切根本不可能发生。

——约翰·迪伦

我透过清理，接收到种种不平凡的讯息

我很幸运，于1986年接触到了"荷欧波诺波诺"，而且还是莫娜·西蒙那亲自教导我的。她把这个方法升级了，让每个人都可以轻松地使用。

当我勤勉地运用这个流程时，我发现自己变得更放松了，以前曾经令我非常抵触的情景再也无法带给我困扰。我把这个方法用在身体健康、经济、情感关系方面，以及具体的事情上头。除了"荷欧波诺波诺"的流程，莫娜还教导了我静心的方法，以及如何向神性请求指引。神性会告诉我做什么以及不做什么，他会提醒我注意一些问题，告诉我该如何着手清理。每当我面临特殊挑战时，他还会赐予我合适的解决工具。

我在纽约教传媒多年，我注意到我持续地运用"荷欧波诺波诺"的方法来清理事物，与不进行清理时两者之间的差别非常明显。当我运用这个流程来清理自己教授的班级时，这个班级会发生显著的变化，我可以得到免费且方便的停车位，然后全教室的成年人都喜欢我的教学，让我回家后感觉非常满足。随着我开始运用这个方法不断地清理，不同寻常的体验也开始出现在我的生命中。

无论我所关切的是什么，为之奋斗的是什么，我都在

使用"荷欧波诺波诺"。我每天都运用"荷欧波诺波诺"来清理每一个人、每一个地点、每一件事情——只要是当天我遇见的,都无有例外。这个方法为我的生命带来平静与均衡。人们说他们从我身上感受到了不可思议的平静。我的这个清理方法适用于一切人、事、物。若是今生未曾遇见"荷欧波诺波诺",我真不敢想象现在的我会是谁,是什么,或身在何处。在一些事情上,我已经成功地清理干净了,在另一些领域当中,清理工作还有待持续,因为还有新的驱动因素涌现出来。但让我感觉幸运的是,无论问题怎样,我都知道自己会做"荷欧波诺波诺",并且会把问题清理干净,让自己还复平衡。

——乔伊·S.彼得森

"荷欧波诺波诺"解决了我的体重问题

我对我那十几岁的儿子练习"荷欧波诺波诺",当时他正在睡觉,我一直重复念诵着那神圣的句子。当他第二天早晨起床时,他拥抱了我,许久以来第一次真正的拥抱。而且抱完之后,他也没有找我要零花钱!这件事给我带来了巨大的鼓励,我准备把"荷欧波诺波诺"用在我人生最大的敌人——肥胖——身上。我持续不断地清理那些整天环绕着我的负面信念,全是关于体重超标,或者是担心自己的饮食，这些念头散发着巨大的负能量，令我不胜其烦。

当天晚些时候，我正在参加一个职业发展工作坊。在放展示的时候，我听见背后有人在走动，于是我回头看，发现是一名职员正在往我身后的小桌子上面摆放一大托盘布朗尼和宾治酒，那是我们的下午点心。我从椅子上转过身来，朝向正在做展示的人，然后我发现整间屋子出奇安静。我四处看了看，不知怎么会突然如此安静，我想可能是大家都在盯着我看吧。然而，没有人在看我。

我继续思考这个问题，然后我意识到其实并不是屋子安静下来了……人们照旧在他们的椅子里动来动去，叹着气，敲着铅笔，清着嗓子，正常工作坊里所有的声音都在那里。继而，我意识到，是我自己的内在安静了下来。这个发现令我大吃一惊。我立刻认识到是我自己的内在没有了那熟悉不过的关于食物方面的对话。通常情况下，我只要一看见那些布朗尼，肯定会满脑子喋喋不休："这些布朗尼看上去简直太棒了，可是你不能吃，一块也不能吃。"或者是："如果你吃上一块，你肯定会变得越来越胖。"或者："你若是吃上一块，昨晚在跑步机上的辛劳立刻就白废了。"或者是："看看那边那个骨感美眉……她就算是吃上四块布朗尼恐怕也不会长肉……不，不，我敢打赌她从来都没有吃过一块布朗尼，因为她的意志力比我坚定，肯定不像我这个可怜的肥屁股那么软弱。"……这脑海中的喋喋不休可以无止境地持续下去……

我意识到自己从未有过任何一刻，脑海中不是填塞着某种关于食物的对话。那一天，我看着身后的那些布朗尼。我一块都不想吃，因为我午饭吃得很好，而我的心里什么念头都没有，完完全全的一片寂静。我现在每天都在练习"荷欧波诺波诺"，自己还弄了个屏保程序来提醒我练习"荷欧波诺波诺"。我画出一幅幅的小水彩，来修饰这些话语，然后把它们挂在房间里来提醒我。虽然我练得很勤，但还远未至完美之境，不过我已经发现自己取得了长足的进步。而且，我每个星期的每一天都在进步。

——塔米·布兰肯什普

免责声明

　　本书中的内容，其写作目的，绝非有意针对诊断、诊疗，疗愈或防治疾病。若阁下有任何健康方面的问题，还请务必咨询职业医务人员，或其他职业健康诊疗机构。本书作者以及出版商，为阁下呈奉此书，只为教育、娱乐，以及灵感之用。

作者简介：

[美] 乔·维泰利 　(Joe Vitale)

　　畅销书作家及《秘密》的作者之一，拥有精神病学博士学位，并且获得了催眠和气功治疗师的执照。营销顾问公司"催眠营销股份有限公司"总裁，因为兼具灵性和对营销的敏锐直觉，而被称为"网络营销大师"。著有《相信就可以做到》《每分钟都有顾客诞生》《The Key：启动正向吸引力的钥匙》，以及超级畅销书《零极限》《无耻营销力量大》等。

图书在版编目（CIP）数据

　　新·零极限：透过未完成的清理，再度脱胎换骨的秘密／（美）乔·维泰利著；彭展译 . —北京：中国青年出版社，2020.3（2025.5重印）
　　书名原文：At Zero: The Final Secrets to "Zero Limits" the Quest for Miracles Through Ho'oponopono
　　ISBN 978-7-5153-5960-1

　　I. ①新… II. ①乔… ②彭… III. ①精神疗法 IV. ① R749.055

　　中国版本图书馆 CIP 数据核字 (2020) 第 035422 号

著作权合同登记号：01-2014-5063
At Zero: The Final Secrets to "Zero Limits" the Quest for Miracles Through Ho'oponopono
©2014 by Joe Vitale
All Rights Reserved.This translation published under license.
中文简体 © 2020 中国青年出版社

新·零极限：透过未完成的清理，再度脱胎换骨的秘密

作　　　者：[美] 乔·维泰利
译　　　者：彭展
插画作者：杜文涓
责任编辑：吕娜
书籍设计：瞿中华
出版发行：中国青年出版社
社　　　址：北京市东城区东四十二条 21 号
网　　　址：www.cyp.com.cn
经　　　销：新华书店
印　　　刷：三河市万龙印装有限公司
规　　　格：787mm×1092mm 1/32
印　　　张：10.5
字　　　数：201 千字
版　　　次：2020 年 5 月北京第 1 版
印　　　次：2025 年 5 月河北第 7 次印刷
定　　　价：69.00 元
如有印装质量问题，请凭购书发票与质检部联系调换。联系电话：010-57350337